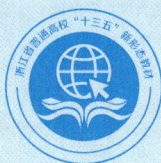

浙江省普通高校"十三五"新形态教材

新编中国医学史

（通识版）

（供非中医学类专业用）

主 编　郑　洪（浙江中医药大学）

副主编　崔军锋（浙江师范大学）

　　　　吴小明（浙江中医药大学）

编 委（以姓氏笔画为序）

　　　　刘　珊（浙江中医药大学）

　　　　张　星（浙江中医药大学）

　　　　钱群英（浙江中医药大学）

　　　　黄雪莲（浙江中医药大学）

全国百佳图书出版单位

中国中医药出版社

·北 京·

图书在版编目（CIP）数据

新编中国医学史：通识版 / 郑洪主编 .—北京：中国中医药出版社，2023.2

浙江省普通高校"十三五"新形态教材

ISBN 978 – 7 – 5132 – 7905-5

Ⅰ.①新… Ⅱ.①郑… Ⅲ.①中国医药学 – 医学史 – 高等学校 – 教材

中国版本图书馆 CIP 数据核字（2022）第 212668 号

中国中医药出版社出版

北京经济技术开发区科创十三街 31 号院二区 8 号楼

邮政编码 100176

传真 010-64405721

河北联合印务有限公司印刷

各地新华书店经销

开本 787×1092 1/16 印张 11.25 字数 184 千字

2023 年 2 月第 1 版 2023 年 2 月第 1 次印刷

书号 ISBN 978 – 7 – 5132 – 7905 – 5

定价 46.00 元

网址 www.cptcm.com

服 务 热 线 010-64405510
购 书 热 线 010-89535836
维 权 打 假 010-64405753

微信服务号 zgzyycbs
微商城网址 https://kdt.im/LIdUGr
官 方 微 博 http://e.weibo.com/cptcm
天猫旗舰店网址 https://zgzyycbs.tmall.com

如有印装质量问题请与本社出版部联系（010-64405510）

前　言

《新编中国医学史（通识版）》是一本面向高等院校非中医学类专业学生的通识课教材，旨在使各专业的大学生均可对中医药这一中国优秀传统文化有所了解，以提高健康素养，增强文化自信。

《中国医学史》是一门历史悠久的课程，以往大多只在中医学类专业中开设。而面向该类专业的《中国医学史》教材注重与其他中医课程相配套，其内容较系统、全面和专业，其他专业的同学学习起来有一定的难度，因此不完全适合作为通识课教学使用。本教材面向非中医学类专业的大学生，在保持系统性和知识性的同时，力求简明、通俗，突出重点要点，不面面俱到，同时注重解读医学文化内涵，以符合通识课教材的要求。

本教材由浙江中医药大学和浙江师范大学的教师合作编写。编写过程中吸收了两校开设《中国医学史》通识课的教学经验。本门课程已经作为通识课在"智慧树"平台和浙江省高等学校在线开放课程共享平台开设数年（课程名称为"带你穿越中国医学史"），有上百个高校的数万名学生参加了学习。本教材与线上平台的教学内容相配套，在上述平台上选课的学生，可以使用本教材，增进对教学内容的理解，并按照平台要求，完成每章的作业，还可在论坛中进行交流。未在线上选课的同学，也可以直接利用本教材进行学习。

郑　洪

2022 年 8 月

《带你穿越中国医学史》线上课程有 2 个入口：

1. 国家高等教育智慧教育平台入口

https://higher.smartedu.cn/course/62354c959906eace048cc2b2

2. 浙江省高等学校在线开放课程共享平台入口

https://higher.smartedu.cn/course/622aca68bee70ef79f448f34

目　录

绪　论

　　中华医药流传数千年，它的发展历程是中华智慧的优秀见证，是民族文化自信的源泉。即使并非中医学类专业的同学，了解中国医学史也很有必要。本门课程内容主体是中国医药学发展历史，同时注重与中国传统文化发展历史相结合。学习本门课程，要求了解中国医学起源、形成、发展的过程，熟悉历代名医名著及重大的医事活动等。中医药史上的名医与名著是学习要点。除了要求了解人物、著作的基本情况外，还希望同学们从历代名医事迹中感悟仁爱精神，并从传统医学的古今演变中思考传统文化的传承与创新。希望通过学习，增进大家对中医药学的了解与认识，培养对中华文化、中医文化的兴趣，并增强健康素养和文化素养。同时要求学会用辩证唯物主义的方法论正确评价历史，初步具备用传统文化思维来认识中医药的能力。

　　本门课程在"智慧树"平台和浙江省高等学校在线开放课程共享平台上名为"带你穿越中国医学史"，本教材与线上平台的教学内容相配套，又有新的拓展。例如线上平台只有6章，近现代的内容合为第6章（智慧树平台的第7章属于专题参考资料）；本教材则将近代、现代的内容分开，分别设为第6章、第7章。本教材还特别针对一些中医药专门名词增加了"拓展阅读"栏目，以便于未学习中医基础知识的学生了解相关内容。

　　本门课程旨在使更多的青年学生认识中医药，了解传统文化。对中医药有浓厚兴趣的同学，可以进一步学习《中医学基础》《中医养生学》等课程，以增进中医健康素养，并将中医"治未病"理念应用到生活中，促进身心健康。

第一章

文明的孕育

（史前时期至战国，远古—公元前 221 年）

学习说明

本章概述我国古人类的生活状况，早期文明的萌芽与发展，以及关于中医药起源的传说和早期的医药知识。从中可以见到，中医药与中华文化具有同源的思维，它是医疗实践与传统文化相结合而不断丰富起来的知识体系。

中华大地，是中华文明的母体。这片孕育文明的土地，同样也是医药萌生的根基。我国远古人类经历了漫长的原始社会，大约到公元前 21 世纪开始出现国家，进入了阶级社会。在夏、商、西周和春秋战国时期，我国的文明逐渐发展到相当成熟的地步，医药知识也形成了初步的体系。

第一节　史前时期的人类文明和医药文化遗存

史前时期一般是指文字出现以前的时期，这一阶段的人类历史叫做"史前史"。我国的史前时期，主要指有文献记载之前的历史时期，即从远古到公元前 21 世纪。其中又可分为旧石器时期和新石器时期。

一、史前时期的古人类

中国是人类起源的发祥地之一，根据现有的考古资料，人类已有 300 万年的历史。中华民族在历史上经历了数十万年以上的原始社会时期。迄今为止，在中国境内发现的古人类化石遗址数量众多，时间序列完整。不同时期的古人类的生活有不同的考古学文化特征。考古学文化是对分布于一定区域、存在于一定时间、具有共同特征的人类活动遗存的命名，它反映了古人类活动遗存的类别或不同群体的区别与联系，以及由其反映的人们共同体的历史演进过程。以黄河流域中心的北方和以长江流域为中心的南方的考古学文化有明显的差异。

我国主要古人类化石遗址和考古学文化，见表 1-1。

表 1-1　我国主要古人类化石遗址和考古学文化

古人类与文化		距今时间	特点
旧石器时代	元谋人	170 万年	晚期直立人
	蓝田人	60 万～50 万年	晚期直立人
	北京人	50 万～40 万年	晚期直立人
	丁村人	约 10 万年	早期智人
	山顶洞人	1.8 万年	晚期智人

续表

古人类与文化		距今时间	特点
新石器时代	河姆渡文化	7000 年	现代人
	仰韶文化	7000 ~ 5000 年	
	大汶口文化	6000 年	
	龙山文化	4000 年	

考古发现的史前文化，有些已经体现出中国文化的某些传统元素。

1987 年在河南省濮阳县城西水坡仰韶文化遗址的一个墓室中，发现一个壮年男性骨架的左右两侧，分别有用蚌壳精心摆塑的龙虎图案。这一图案与古代天文学中的东宫苍龙、西宫白虎相符。骨架脚下还有蚌塑三角形代表斗魁，东侧横置的胫骨代表斗杓。见图 1–1。

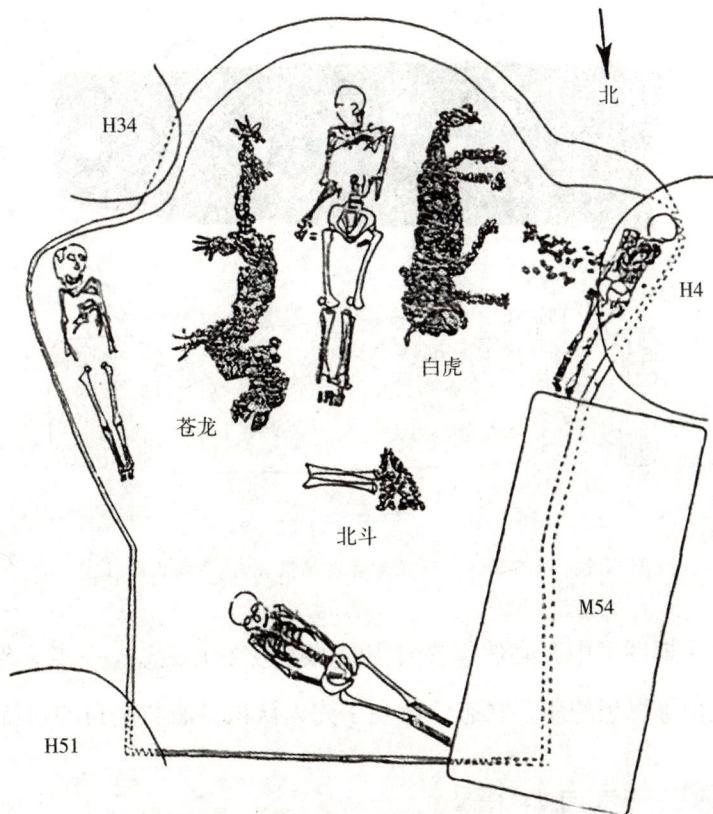

图 1–1 西水坡遗址墓室示意图

（出自：《濮阳西水坡遗址发掘简报》，载《文物》1988 年第 3 期）

拓展阅读

传统文化中的"四神"

左（东）青龙，右（西）白虎，上（南）朱雀，下（北）玄武，在传统文化中被称为"四神"。以往认为这种观念是战国时期才出现的，而西水坡墓葬显示它已有六七千年的历史。这种四方观念，加上"中"，在后世与五行学说紧密相联。中医学著作中也经常出现这些名词。如汉代《伤寒论》中有大青龙汤、小青龙汤和白虎汤等。

在河姆渡遗址中，除了发现当时堪称世界上最为先进发达的稻耕农业外，还出土了刻有太阳、月亮与双鸟连体图像的骨雕，上有六个圆窝一个圆孔，排列近似北斗形状（图1-2）。

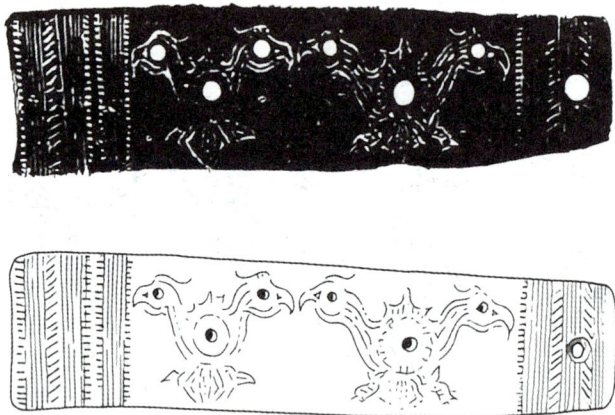

图1-2　河姆渡遗址出土骨雕图案

（出自：《河姆渡：新石器时代遗址考古发掘报告》，文物出版社，2003年）

以上这些早期图案中，必然包含着当时的思想文化观念。一些学者认为它们是后世阴阳、五行等思想的萌芽状态，体现了先人认识自然与生命的独特思维。

二、古人类的寿命和疾病

云南元谋猿人距今170万年，是我国目前发现的最早的古人类。北京猿人距今50万年左右。1921年，在北京市房山县（今房山区）周口店村的龙骨山的一个洞穴中，发现了猿人的牙齿化石；1929 年底，又挖掘出一个完整的猿人头盖骨化石。这是在中国最早发现的猿人化石，后来被考古界正式命名为北京猿人。其发现意义重大，证实了直立人的存在。

考古发现原始人的平均寿命较低。表 1-2 是测算北京人和山顶洞人骨骼获知的死亡时年龄比例。

表 1-2　北京人和山顶洞人死亡时年龄比较

北京人		山顶洞人	
死亡年龄（岁）	比例（%）	死亡年龄（岁）	比例（%）
＜ 14	39.5	童年	43
30	7	20 ～ 40	29
40 ～ 50	7	60 以上	14
50 ～ 60	2.6		

此外，对大汶口文化多个墓地 1000 多具人骨的统计发现，平均死亡年龄最大不超过 35 岁，接近 70% 的居民未到壮年便已死去。考古遗址中还经常发现，原始人身上有着各种伤病的痕迹，如龋齿、关节僵直、骨质增生、骨膜炎、骨折、佝偻病等，很多人骨化石可见到伤痕。

从原始人所处极为恶劣的生活环境推论，食物中毒、肠胃病、寄生虫病、皮肤病及各种传染病，也是难以避免的。古代文献曾对此有所论及。如《韩非子·五蠹》记载："上古之世……民食果蓏蚌蛤，腥臊恶臭，而伤害腹胃，民多疾病。"可见，人类从其起源开始，就与自然展开了艰苦的斗争。人类与生俱来的对生命和健康的追求，产生了克服疾病与伤痛的愿望，这是医药起源的基本条件之一。

三、考古发现的医药遗存

在许多考古遗址的发掘中，都发现了桃核、芡实、枣等后世可作为中药应用的植物遗存。虽然不能断定这些植物在当时是作为药物来应用，但从认识的发展过程推论，原始人类正是在采摘植物果腹，以及狩猎、打渔获取肉食等过程中，逐渐熟悉一些动植物对人体的特殊作用，因而有可能经过漫长的积累形成药物知识。

有一些考古发现，被认为很可能与医疗行为有关。如距今约8000年前的浙江萧山跨湖桥遗址中出土了一个小陶釜，器内盛有一捆形象一致的植物茎枝（图1-3），有经过水煮的痕迹。这些茎枝不能被直接食用，其煎煮应该是为了获取汤汁。因此一些学者推测是当时的煎煮草药行为。

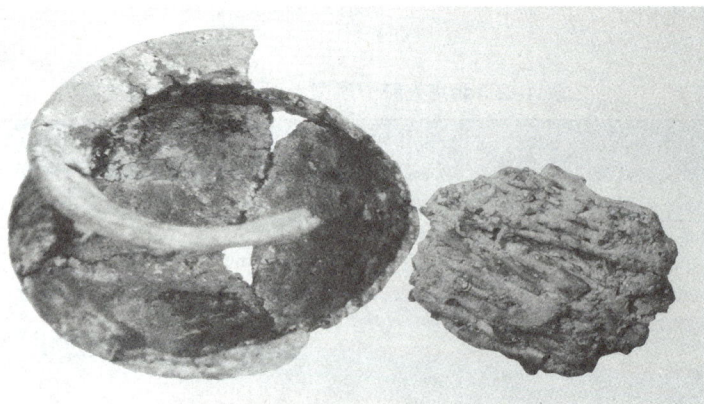

图1-3　浙江萧山跨湖桥遗址博物馆展示的陶釜

1995年山东广饶县傅家遗址发现的距今5000年的大汶口文化中期的392号墓中，墓主颅骨有近圆形的缺损，经研究认为系开颅手术所致（图1-4）。缺损边缘的断面呈光滑均匀的圆弧状，推断是手术后墓主长期存活，骨组织修复的结果。在世界范围内此种情况多有发现，其手术动机有治病说和巫术说两大类。

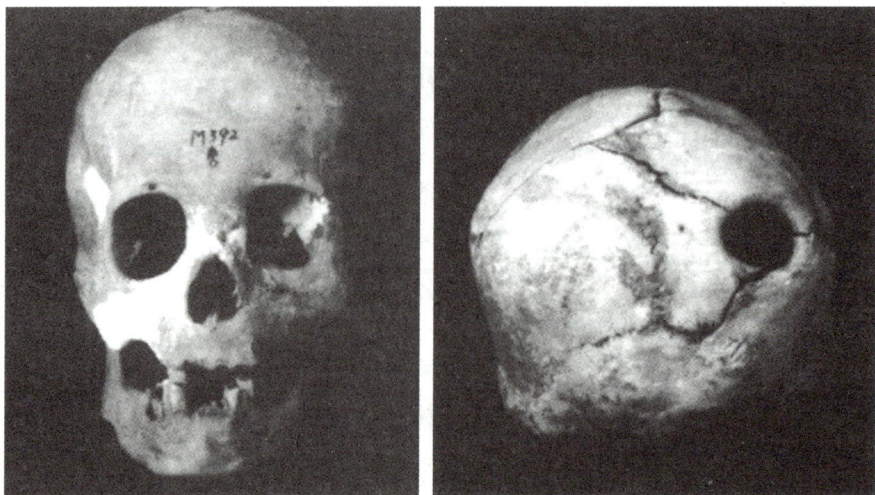

图1-4　山东广饶傅家新石器时代M392穿孔头骨正面及反面

（出自：韩康信、谭婧泽、何传坤著《中国远古开颅术》，复旦大学出版社，2007年）

　　我国的针刺疗法，其工具源自原始的砭石。东汉·许慎的《说文解字》说："砭，以石刺病也。"考古出土的史前时期各种形状的砭石很多。山东日照市尧王城龙山文化遗址中曾出土一件锥形砭石，为石英岩质，呈方锥形，一端尖，通体磨光。该类砭石可浅刺身体各部位，又能割治痈疡。浙江良渚文化也出土了多件新石器时期锥形玉器，有学者认为可定名为玉砭，原本是医疗用具，后来变成驱邪祛病的随葬品（图1-5）。

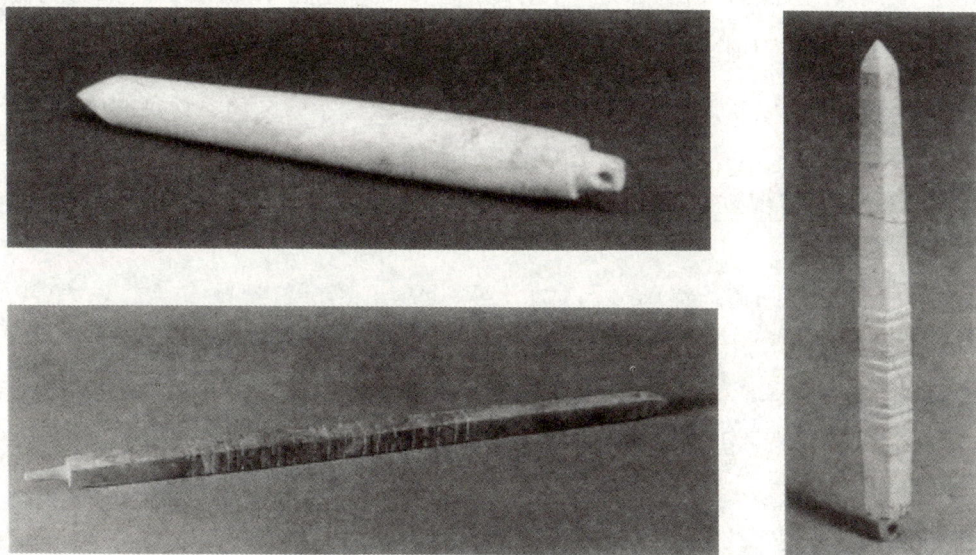

图1-5　良渚文化的锥形玉器

（出自：黄宣佩《良渚文化玉砭——锥形器之探讨》，载《中华文物学会》2001年刊）

　　史前时期孕育了我国文明的早期形态，包括早期医药。这一时期没有成型的文字，目前只能通过考古发现来推测当时状况。从现有资料来看，其发展特征与早期文明是一脉相承的。

第二节　医药起源的传说

　　在中国远古神话传说和古籍记载中，有许多被人们所崇拜和敬仰的"圣人"。《周易·乾卦·文言传》说："圣人作而万物睹。"医药的发明与医学理论的形成也被认为出自圣人的创造。清代医学入门著作《医学三字经》说："医之始，本岐黄。"岐是指岐伯，黄是指黄帝，传说二人建立了中医药的理论。还有"尝百草"

的神农、创八卦的伏羲，都是传说中的医药创始者。

一、伏羲作八卦制九针

伏羲是古代传说中的中华民族人文始祖，是中国古籍中记载的最早的王。古代有伏羲、女娲婚配创造人类的传说，因此在许多古代图画中，伏羲、女娲常分别作为阴阳的象征出现（图1-6）。《史记》中称伏羲"作《易》八卦"，八卦是阴阳学说的象征，以阴爻"--"或阳爻"—"的不同组合体现阴阳盛衰、消长的变化之道，这也是中医阴阳理论的源头。此外，西晋·皇甫谧《帝王世纪》称伏羲"乃尝味百药而制九针，以拯夭枉焉"。因此，伏羲被后世尊奉为医药、针灸的始祖。

▶ 参阅线上平台视频：1.1.1 伏羲

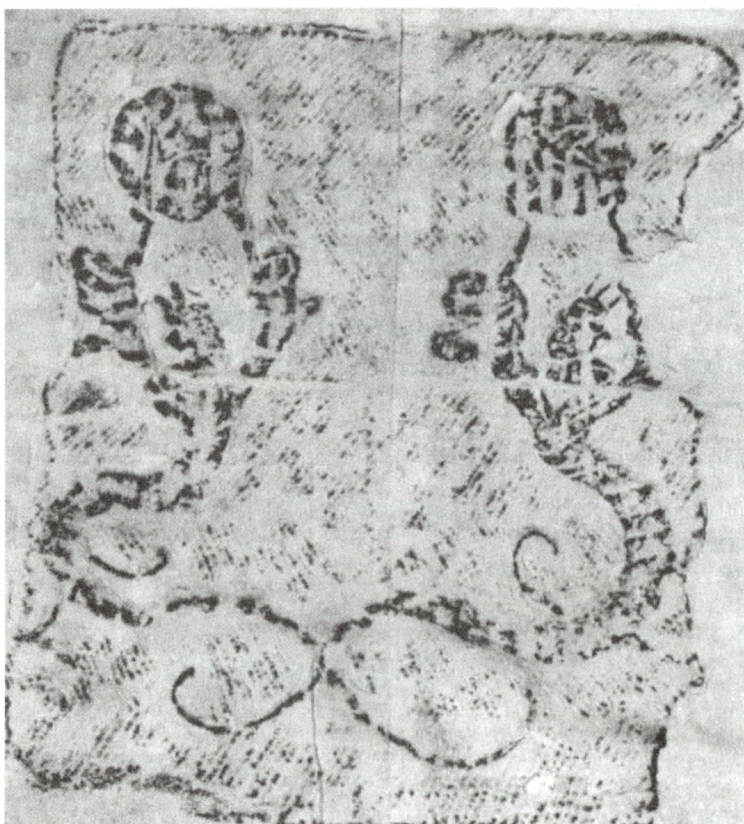

图1-6　四川新津廿号东汉石棺上的伏羲女娲像

（出自：高文主编《中国画像石棺全集》，三晋出版社，2011年）

拓展阅读

九　针

"九针"是9种不同形态的针刺工具，可用于针刺穴位、刺络放血、破皮排脓等。其形状见图1-7。图中的形状是后世的金属工具，在伏羲时期还没有如此成熟的冶炼技术。"伏羲制九针"可能是后世对远古人类创制不同医疗工具的概称。

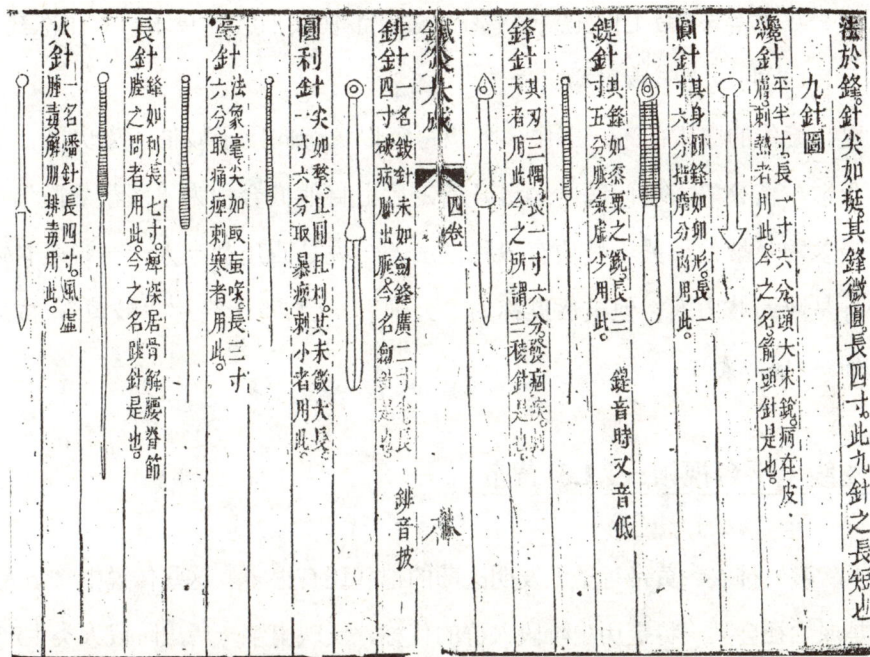

图1-7　明·杨继洲《针灸大成》中的九针图众人

二、神农尝百草知药性

关于神农，一般认为即"炎黄"二帝中的炎帝，中华民族的始祖之一。他是中国古代传说中的农业和药物发明者，所处时代为新石器时代晚期。传说他发明了农业工具，教会人民耕种，故号神农。《淮南子》说，神农为了寻找能治病的药物，遍尝各种植物，辨别其药性功效。他经常误服有毒植物，曾"一日而遇七十毒"。《史记·补三皇本纪》谓："神农氏作蜡祭，以赭鞭鞭草木，尝百草，始有医药。"

▶ 参阅线上平台视频：**1.1.2 神农**

三、黄帝聚众臣问医道

黄帝是传说中我国中原各族的共同祖先。传说中黄帝本来是西北方游牧部族的首领，姓姬，一姓公孙，号轩辕氏、有熊氏。所处时代为原始社会末期。他后来联合炎帝，打败由蚩尤率领的九黎族的入侵，成为部落联盟的首领。传说许多中华文明的创造发明均出现在黄帝时期，如养蚕、舟车、兵器、引箭、文字、衣服、音律、医学、算术等。《帝王世纪》记载："（黄）帝使岐伯尝味草木，典主医药，经方、本草、《素问》之书咸出焉。"

在现在流传的《素问》一书中，各篇每每以黄帝向臣子岐伯、鬼臾区、伯高、少师、少俞、雷公等人垂问医学之道开篇，后世将他们合称为"医学六臣"。其中讲述得最多的是岐伯。关于岐伯有多种说法，一说是四川盐亭人，一说是甘肃庆阳人，一种是陕西岐山人。他被后世称为"天师"；又与黄帝合称"岐黄"，成为中医的代名词。

▶ 参阅线上平台视频：**1.1.3 黄帝**

关于伏羲、神农、黄帝等圣人发明医药的记载还有很多。这些传说中"圣人"，可以看作是原始社会某一特定历史阶段人群的代称，反映出某一历史阶段人类生产活动的特征。他们成为历代祖述的文明创造者，是中华民族文化早期孕育和发展的象征。

第三节　上古文明与医药卫生

在史前时期之后，是我国的上古史时期。通常以公元前 21 世纪夏王朝建立，至公元前 221 年秦统一六国为上古史。这段时期内，中国历史上先后出现了夏、商、周三个奴隶制国家。文明的发展也结出累累硕果。

一、甲骨文的记载

文字是文明时代的标志，是发展和交流科学文化的基础。在夏朝文化遗址中，虽然也有零散的文字符号被发现，但还未有证据显示已有体系性的文字。目前已知最早的文字是甲骨文，因多刻在龟甲和兽骨上而得名。它是商王盘庚迁殷以后到纣王亡国时期（前14世纪中期—前11世纪中期）的遗物，距今已有3000多年的历史。

商代贵族有"敬天"的传说，遇事不分巨细都要向上天或者祖先请示。当时巫师在磨光的龟甲或兽骨上钻凿或用火煅烧，通过观察其爆裂的纹理走向以占卜吉凶。事后将占卜的原因和结果刻画在甲骨上，于是留下了甲骨文。据研究资料表明，已出土的殷墟甲骨约计16万余片。其中有不少甲骨文字与人体、生命、疾病或药物相关。部分例子见表1-3。

表1-3　与人体、生命、疾病或药物相关的甲骨文示例

甲骨文	释义
	身（表示妇女怀孕）
	心（表示心脏）
	疒（表示疾病）
	蛊（表示进食不洁食物导致的疾病）
	龋（表示龋齿）
	枣（甲骨文中用来治疟）

▶参阅线上平台视频：**1.2.1 从甲骨文看医药起源**

二、哲学思想的影响

上古时期，随着劳动分工的形成，出现了不同的社会阶层，包括管理国家的王族和各级官员，并且有以宗教、文化事业为职业的巫、史、士等。春秋战国时期诸子蜂起、百家争鸣，代表我国思想文化达到了一个高峰。

早期哲学思想对社会生活各个方面发挥着指引作用，有些思想与医学实践结合，形成了早期医学理论。

▶ **参阅线上平台视频：1.2.2 哲学理论的影响**

（一）天人相应与阴阳五行思想

天人相应的观念有悠久的历史。在周以前，"天"常常带有人格神的色彩，周代以后的思想文化中"天"更多地倾向于以大自然为内涵。先秦诸子中，老子《道德经》曰："人法地，地法天，天法道，道法自然。"道家所理解的"天"，就是大自然。道家从"无为"的立场出发，主张人与自然融合为一体，更好地体悟和适应自然规律。中医经典《素问·宝命全形论》曰："夫人生于地，悬命于天，天地合气，命之曰人。"把人看作是天地自然产物。

阴阳五行是天地规律抽象化的体现。阴阳在文献中的概念最早见于《诗经》。《诗经·大雅·公刘》说："既景乃冈，相其阴阳。"阴阳最初是指日光的向背，这是最早带有哲理性的原始阴阳思想。《易经》成书晚于《诗经》，对阴阳学说论述的内容进一步丰富。《易经》成书后，通过卦象进一步表现了阴阳相互对立、相互依存的关系。西周末年以后，阴阳学说已经得到广泛应用。《史记·扁鹊仓公列传》中记载扁鹊为虢国太子诊病时提出"阳缓而阴急""闻病之阳，论得其阴；闻病之阴，论得其阳"的观点。

拓展阅读

阴 阳

阴阳在后世通常用黑白各半的圆形符号来表示，并形象地称为"阴阳鱼"，又称为"太极图"（图1-8）。

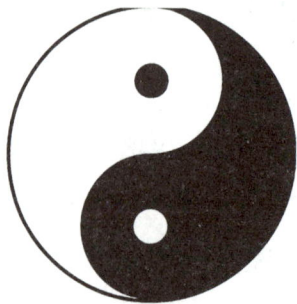

图1-8 太极图

在中医学中，阴阳是自然界的根本规律，是标示事物内在本质属性和性态特征的范畴，既标示两种对立特定的属性，如明与暗、表与里、寒与热等等，又标示两种对立的特定的运动趋向或状态，如动与静、上与下、内与外、迟与数等等。

早期经书《尚书》中《甘誓》《洪范》两篇，是最早出现"五行"字样的历史文献。《洪范》篇中说，五行即"一曰水，二曰火，三曰木，四曰金，五曰土"，并指出各自的特性为"水曰润下，火曰炎上，木曰曲直，金曰从革，土爰稼穑。润下作咸，炎上作苦，曲直作酸，从革作辛，稼穑作甘"，反映了先民对物质的认识由具体到抽象的过程。五行学说逐渐发展为相对成熟的哲学理论。《周礼》《左传》中都出现了五味、五谷、五药、五气、五声、五色等以五类来概括事物，并与人体和疾病相联系的说法。

拓展阅读

五行生克

五行具有相生相克的关系，分别为木生火、火生土、土生金、金生水、水生木，以及木克土、土克水、水克火、火克金、金克木。后人常将其关系绘成循环生克图（图1-9）。

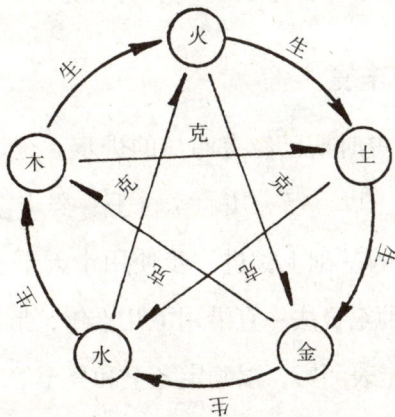

图1-9　五行生克图

古人认为五行各有特性。如"木曰曲直"，即木具有生长、能曲能伸、升发的特性；"火曰炎上"，火具有发热、温暖、向上的特性；"土爰稼穑"，春种曰稼，秋收曰穑，农作物的播种和收获离不开土地，土具有载物、生化的特性；"金曰从革"，从指顺从、服从，革指改革、变革，金具有能柔能刚、变革、肃杀的特性；"水曰润下"，水具有滋润、就下、闭藏的特性。人体的五脏配属五行，五脏功能可以从五行特性进行类比引申。

（二）精气思想

甲骨文已出现"气"字。气的涵义最初是来自对自然现象的直观描述。由于天空中的云气、人体的呼吸之气肉眼不可见但又可真实感知，古代逐渐形成了"有形生于无形"的思想，并将无形之物抽象为"气"的概念。先秦文献《管子·心术》说："气者，身之充也。"《庄子·知北游》说："人之生也，气之聚也，聚则为生，散则为死……故曰：'通天下一气耳。'"认为人的生成源于"气"。

而对于气所凝成的物质，古人又形成了"精"的概念。《管子·内业》说："凡物之精，比则为生，下生五谷，上为列星；流于天地之间，谓之鬼神；藏于胸中，谓之圣人。"提出天地之间的万物皆由气而生的精气说。

中医经典《黄帝内经》中，形成了生命本源即精气的理论，并在此基础上着重探讨人体的生命过程，构成了中医学的精气学说系统。

三、对自然认识的丰富

我国的天文历法在上古时期已经有明显的进步。至迟在夏朝已出现天干纪日法，即用甲、乙、丙、丁、戊、己、庚、辛、壬、癸十个天干，周而复始地来纪日。商朝在夏朝天干纪日的基础上，进一步使用十天干、十二地支相配合的纪日法，六十日一个循环，这种纪日法一直沿用了几千年，形成了独具中国特色的历法制度体系。周代还发明了圭表测影，以确定冬至和夏至等节气。

天　干

在古代医学中，天干也配属于五脏六腑，有时成为脏腑的代称。具体配法：甲胆、乙肝、丙小肠、丁心、戊胃、己脾、庚大肠、辛肺、壬膀胱、癸肾。

中国古代以农业社会为主，格外重视对天时的观察，因此也积累了气候影响健康的知识。如《礼记·月令》载"孟春……行秋令，则其民大疫""季春……行夏令，则民多疾疫""仲夏……行秋令，则……民殃于疫"，指出四时气候的异常变化是导致疾病流行的原因，并且认识到流行病具有传染性。

在我国古代最早的诗歌总集《诗经》中，收录了许多种动物、植物和矿物的名称，其中可以入药的植物就多达50余种，如艾（苦艾）、芣苢（车前草）、卷耳（苍耳）、杞（枸杞）等。在《周礼·地官司徒》中，将动物分为毛物、鳞物、羽类、介类、蠃物，将植物分为皂物、膏物、核物、荚物、丛物，形成了初步的生物学分类体系。这些反映出人们对自然物种的了解不断加深，为药物知识的发现和总结奠定了基础。

四、社会生活的进步

上古时期社会物质文明的发展，有许多都对医药卫生产生影响。如在定居点中，清洁水源和饮水卫生已经受到普遍重视。我国原始时期遗址中已经普遍发现有水井，上古时期遗存中水井更为普及。如河北省藁城台西村遗址中的商代水井，结构坚固，并发现了提水所用的陶罐。西周早期宫室设有下水道，直径达20～30cm，长度为1m，陶水管还与排水阴沟、明槽相连通，汲水排到院外的大池中，是一套比较合理的排水设施。《管子》中还提到，人们要在春季之始去清除井中的积垢污泥，疏通沟渠，排除积水，更换新水；同时提倡打完井之后要加井盖，以免饮水受到污染。

居室环境方面，《礼记·内则》载："鸡初鸣……洒扫室堂及庭。"《周礼·秋官》记载，宫廷中有专门管理清扫的官员，主要负责宫廷内外除草、除虫、保持水源清洁等工作。

饮食方面，古代有"伊尹作汤液"的传说。伊尹出身于厨师，后来成为辅佐商汤王的大臣。后世中医常用的服药方式是汤药，故经常提及这一典故。这反映了"药食同源"的特点。此外，饮食卫生与健康关系尤其密切。《周礼·天官》对四时肉类的品种、调味的宜忌、各种饮食的服食方法及食物的搭配等做了简要介绍，并且已经出现了"食医"的说法，注重食物的性味及与四时气候变化的关系。《论语·乡党》中对饮食卫生有详细的说明，孔子说："食不厌精，脍不厌细。食饐（yì，腐败）而餲（ài，变味），鱼馁（něi，变质）而肉败不食，色恶不食，臭恶不食，失饪（rèn，煮熟食物）不食，不时不食，割不正不食，不得其酱不食。肉虽多，不使胜食气。唯酒无量，不及乱。"提倡食物贵在精细、适时、新鲜、卫生。《墨子·非攻》还指出"居处之不安，食饭之不时，饥饱之不节，百姓之道疾病而死者，不可胜数"，提到食饭不时、饥饱失节是致病的重要因素之一。

酒在饮食卫生中具有特别的地位。在原始社会末期，人们就从自然界果实自行发酵的过程中发现了酒。考古发现，仰韶文化时期，人们已经掌握了酿酒的技术，出土文物中有各类盛水和酒的器具，新石器时代晚期的山东淄博龙山文化遗址，还出土有专用的陶制酒器。在文献记载中，则有"仪狄造酒""杜康造酒"的说法。仪狄、杜康都是夏代之人。商朝时谷物酿酒已较为普遍，上层贵族中饮酒成风。甲骨文和金文中都保存有商王室用酒祭祀祖先的记载。酒具有一定的医疗作用，同时还是加工药物的良好溶剂。甲骨文中有"鬯（chàng）其酒"的记载，被认为是关于药酒的最早记载。东汉·班固《白虎通义·考黜》解释曰："鬯者，以百草之香，郁金合而酿之成为鬯。"另外，从汉字构造上看，"醫"（医）为会意字，从"殳"，从"酉"。"酉"，形似酒坛，与酒通，即用以医疗的酒。《说文解字》说："醫，治病工也……王育说，一曰殹，病声。酒所以治病也。"

第四节　上古时期的医药概况

从文献记载和考古发现来看，上古时早期存在巫医一体的情况，到后期巫、医逐渐分化，医药理论和经验也不断成熟。

一、医学理论

在甲骨文中，屡屡记载商王因病向神灵祷告的情况。近年出土的文物"秦骃祷病玉版"（图 1-10），记载了秦王向神灵祷告的情况，说明战国时鬼神致病说仍然盛行。但与此同时，对疾病病因病理的理性认识也在不断发展。上古时期虽然没有专门的医药文献传世，但在其他文献中对医学知识有不少记载。

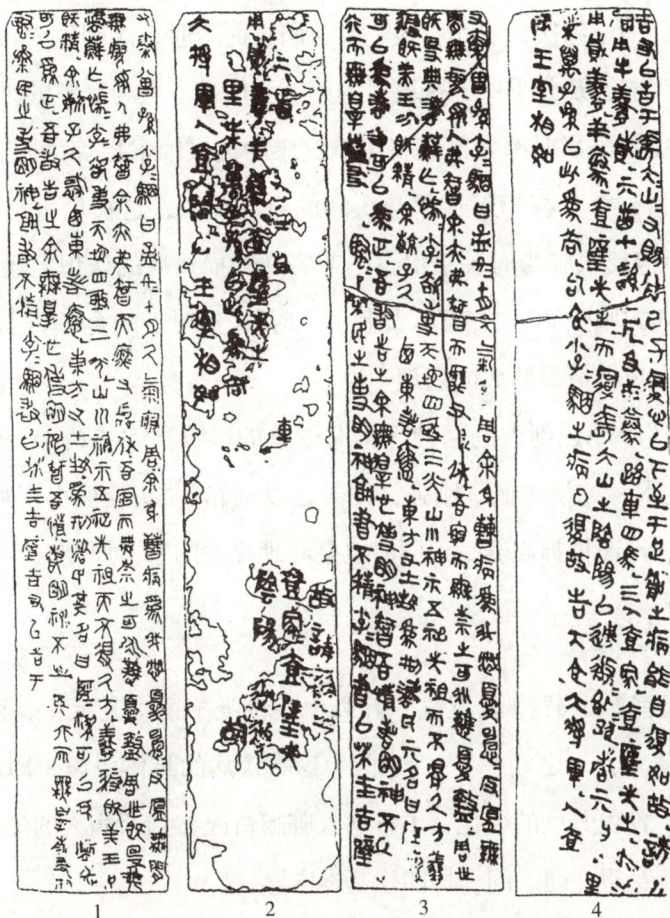

1. 甲牍正 2. 甲牍背 3. 乙牍正 4. 乙牍背

图 1-10 秦骃祷病玉版铭文摹本

（出自：《国学研究（第六卷）》，北京大学出版社，1999 年）

《周礼·天官》说："四时皆有疠疾：春时有痟（xiāo，头痛）首疾，夏时有痒疥疾，秋时有疟寒疾，冬时有漱上气疾。"大意是说，春天容易感冒头痛，夏天则易生皮肤病，秋天易感染疟疾等冷热交替的疾病，冬天天冷，老年人易发咳喘。这说明在西周时候，人们已经认识到疾病与气候有关，不同季节有不同的多发病，并形成了规律性的认识。

《左传·昭公元年》记载了春秋时期秦国医和分析晋侯疾病的一段话："天有六气，降生五味，发为五色，征为五声，淫生六疾。六气曰阴、阳、风、雨、晦、明也。分为四时，序为五节，过则为菑（同"灾"）：阴淫寒疾，阳淫热疾，风淫末疾，雨淫腹疾，晦淫惑疾，明淫心疾。女，阳物而晦时，淫则生内热惑蛊之疾。今君不节、不时，能无及此乎？"这段话的第一句体现了更为完整的"天人相应"思想。第二句则反映出当时医家已经将影响健康的气候因素提炼为阴、阳、风、雨、晦、明六种要素，并且指出形成了与疾病的对应关系，这被后世称为"六气致病说"。第三句不但反映了当时关于房事不节容易劳损致病的认识，还运用阴阳观念解释原理。第四句则强调了"节"（节制）、"时"（适时）的合理养生原则。这段话是我国历史上出现得最早的病因病理学说。

先秦诸子还屡屡谈到人的精神因素对健康的影响。如《荀子·修身》中提到"治气养心"之术，如说"血气刚强，则柔之以调和""狭隘褊小，则廓之以广大"等，虽然其本意是谈精神修养，但同时也是心理疗法的基本原则。

二、诊疗知识

《周礼·天官》记载："以五气、五声、五色眡（视）其死生；两之以九窍之变，参之以九藏（脏）之动。"提到了医生诊察疾病的具体手段，即通过观察病人的气味、声音、容貌颜色的变化，了解病人脏腑情况，判断病人的生死吉凶。所用的诊断方法已涉及望、闻、问、切四诊基本内容。

与疾病治疗手段、方法相关的药物知识已经出现。先秦文献《山海经》中记载了许多药用物产的名称、产地、生境、形态、功用、主治、用法等内容，共有126种。如耳鼠食之御（防御）百毒、栎食之已（治愈）痔、滑鱼食之已疣、鹿蜀佩之宜子孙等。虽然有些药物的用法带有巫术色彩，但总体上各有针对性，体现了按病论治的医学原则。所涉及的疾病包括内、外、妇、眼科疾病达数十种之多。

此外，对用药的原则、用法也有不少记载。如《尚书·说命》中有"若药弗瞑眩，厥疾弗瘳"的记载，意为用药后如果不出现头晕目眩的明显反应，则疾病就不能痊愈，已认识到用药要足量才能有效。《孟子·离娄上》中有"七年之病，求三年之艾"的记载，反映了对药物的特殊要求。

药物治疗不仅包括内服，也包括外治。《周礼》中记载，西周时期已积累起丰富的疮疡痈肿、刀伤等外伤治疗经验。《礼记·曲礼》载有"头有创则沐，身有疡则浴"，表明沐浴也是治疗疾病的一种方法。此外《左传·成公十年》记载有"病入膏肓"典故：晋侯因噩梦而患疾，求医于医缓，医缓指出："疾不可为也。在肓之上，膏之下，攻之不可，达之不及，药不至焉，不可为也。"文中"攻"是指灸法火攻，"达"是指针刺，"药"是指药物治疗。考古还发现了这一时期的一些金属针刺工具，反映了针刺技术的发展。

导引作为医疗、养生手段之一，在这一时期也广泛流行。《庄子·刻意》说："吹呴（xǔ，慢慢呼气）呼吸，吐故纳新，熊经鸟伸，为寿而已矣。""熊经鸟伸"指像熊和鸟那样伸展活动身体。现存战国"行气铭"玉杖首，记载了当时的气功方法（图1-11）。

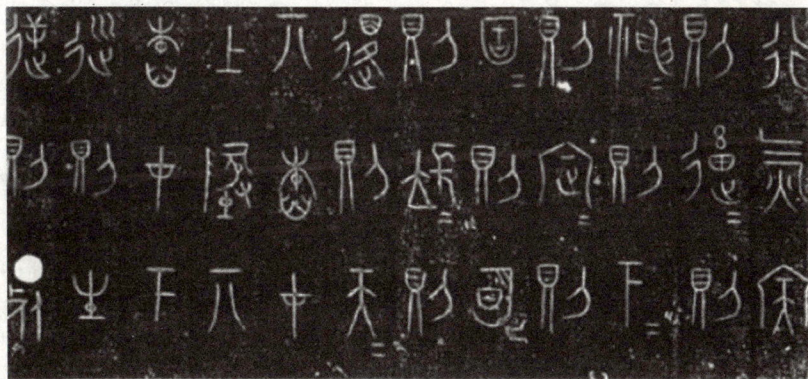

图1-11　行气铭玉杖首文字拓片

（专家释读其文字为："行气，深则蓄，蓄则伸，伸则下，下则定，定则固，固则萌，
萌则长，长则退，退则天。天几舂在上，地几舂在下。顺则生，逆则死。"）

三、医事制度

《周礼》记载了我国最早的医事制度。《周礼·天官》记载："医师掌医之政令，聚毒药以供医事。"医师为众医之长，负责王室与卿大夫疾病的治疗并掌管国家医药政令，同时还要负责应对各地出现的疫情，采取相应措施予以预防和治疗。医师之下设有士、府、史、徒，各有专任。"士"协助医师管理医政；"府"管理药物；"史"掌管宫廷文书和病案；"徒"供职役使，看护病人。这是专门为宫廷服务的医事机构。

"医师"手下的医生又分为四科：食医、疾医、兽医和疡医。疾医"掌养万民之疾病"，相当于内科医生，其职责是施治万民之疾病。疡医"掌肿疡、溃疡、金疡、折疡之祝药劀（guā，刮去）杀之齐（jì，药剂）"，相当于外科医生。兽医"掌疗兽病，疗兽疡"，主要治疗家畜之疾病或疮疡。这是我国最早关于医学分科的记载。

周代在宫廷医生管理措施中，还建立有严格的考核制度。《周礼·天官》载："岁终则稽（jī，考核）其医事，以制其食。十全为上，十失一次之，十失二次之，十失三次之，十失四为下。"由医师负责对医生的年终考核，并据诊疗病人疗效的优劣，来评价并制定其俸禄等级。

《周礼》中的医事制度具体实施情况如何，史无记载。此外，在文献中可看到战国时秦、燕都设有侍医一职。

▶ 参阅线上平台视频：1.2.3 医事制度的出现

四、医药人物

夏商时期，医主要由巫兼任。巫，指从事巫教职业的人。在笃信天命的夏商周时代，巫师经常以代鬼神发言的面目出现，他们主持歌舞，医治疾病，有的还参与朝政，支配国王的行动。巫师被认为掌握着异于常人的能力。这种能力，有的是假托天命而来，有的是因掌握了较多的知识而获得的。《山海经》中记载有十巫，曾采集"百药"，又说其中的巫彭"操不死之药"。这反映了早期巫医也逐渐应用药物治病。

春秋战国时期，出现了不少职业医者的姓名，如《左传》《国语》中记载的医衍，《左传》中的医和、医缓等，而最有名的是《战国策》《史记》等都提到的名医扁鹊。

扁鹊相传是远古轩辕时代的神医名称，汉代画像石中经常出现神医扁鹊的形象，多为鸟首人身，或为人切脉，或为人针灸。之所以人首鸟身，据研究是由于鸟在当时是远古先民（东夷族团，即今山东一带）崇拜的图腾，对应于"鹊"字（图1-12）。后世所说的扁鹊，则多指战国时的秦越人，因他医术精湛，故被人们以神医"扁鹊"之名相称。秦越人，约生于公元前5世纪。其籍贯一说为郑人，一说为鄚人，一说为齐之卢国，故又被称卢医或卢扁。

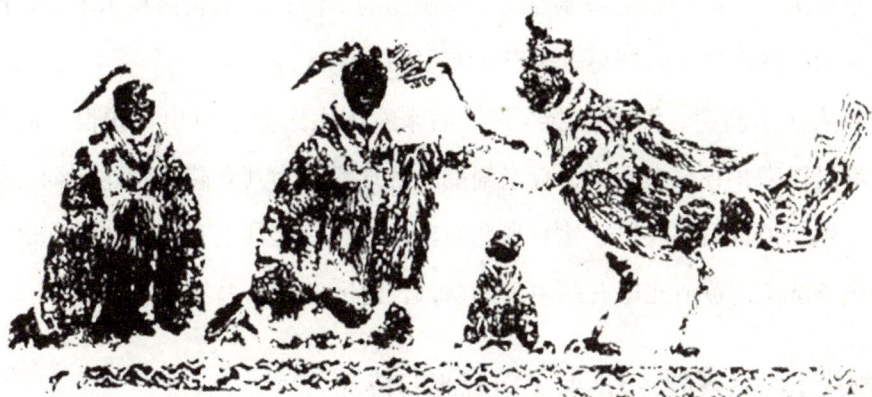

图 1-12 山东武梁祠壁画上的扁鹊像

《战国策》记载有"医扁鹊见秦武王"的故事。扁鹊准备为秦武王治病，但秦武王左右以有可能有风险劝阻，"扁鹊怒而投其石"，并说："君与知之者谋之，而与不知者败之。"可见他是以针砭治病的良医。

司马迁在《史记》中作有《扁鹊仓公列传》，成为中国医学史上第一篇医家传记。记载秦越人师从长桑君学医，尽得其传。学成后，他经常来往于各诸侯国之间行医。一次秦越人到了虢国，正赶上太子出殡，然而他一眼看出太子仅是"尸厥"（休克），于是与弟子一起给他针刺、热敷和煮药，太子很快就苏醒了。人们惊叹他连出殡的人都能救活，称赞他能起死回生。但秦越人实事求是地说：那是因为太子本来就没有死。

秦越人来到齐国见到齐桓侯时，一看就指出他内有病根，要及早医治。但齐桓侯自己未觉不适，不予理睬。秦越人三番四次劝说，反被当成谋财的骗子。等到齐桓侯真的病发，这才急着去请扁鹊的时候，秦越人却早就走了，因为他知道治疗的时机已经错过，回天乏术了。

秦越人兼通内、外、妇、儿、五官、针灸各科。《史记·扁鹊仓公列传》说他"过邯郸，闻贵妇人，即为带下医；过雒（洛）阳，闻周人爱老人，即为耳目痹医；来入咸阳，闻秦人爱小儿，即为小儿医"。此外他精于脉诊，司马迁赞扬说："至今天下言脉者，由扁鹊也。"

秦越人作为职业医生，还提出了六不治原则：一是依仗权势，骄横跋扈的人不治；二是贪图钱财，不顾性命的人不治；三是暴饮暴食，饮食无常的人不治；四是病深不早求医的不治；五是身体虚弱不能服药的不治；六是相信巫术不相信医道的不治。后者反映出这一时期巫、医已经有了明显的区分。

秦越人医术高超，深受群众欢迎。后来秦国太医令李醯出于妒恨，派人将他杀害。秦汉以来，各地人们十分尊崇扁鹊，各地纷纷为其立陵墓和建庙祠。如河北省任丘市鄚州镇有扁鹊故里，建有扁鹊庙。河南省卢氏县也有扁鹊庙，称之为卢医庙。山东省济南市黄河北岸有鹊山扁鹊墓，长清区有卢医墓等。

▶ **参阅线上平台视频：1.2.4 名医扁鹊的传说**

【课后练习】

线上平台学习者完成平台发布的本章测验题。

【思考题】

1. 中医学理论中引入了哪几种哲学学说？

2. 试述周代医事制度的概况。

3. 如何看待伏羲、神农和黄帝创始医药的传说？

第二章

学术体系形成

（秦至三国，前 221—280）

学习说明

　　本章介绍秦至三国时期的中医发展概况，特别是重要文献"四大经典"《黄帝内经》《难经》《神农本草经》《伤寒杂病论》的基本内容，它们标志着中医理论体系已基本形成。而众多出土医书的出现，提供了更多认识早期医药知识面貌的资料。

秦统一六国后，我国历史进入中古史时期。中古史一般指从秦统一到宋朝建立之前，即前 221 年至 960 年，时间跨度相当长。本教材将这一阶段分为两章。本章主要介绍秦汉三国时期的医药史。

第一节　大一统国家的建立和发展

公元前 221 年，秦始皇灭六国，建立中央集权的封建国家。秦朝废除分封制，实行郡县制，又统一文字、货币、度量衡。公元前 202 年，刘邦在长安称帝，史称西汉。公元 9 年，王莽篡汉自立，国号"新"。公元 23 年，王莽死，新朝随之灭亡。公元 25 年，刘秀称帝，定都洛阳，史称东汉。东汉末年，爆发黄巾起义，随之出现曹魏、蜀汉和孙吴三个政权分立的局面。265 年西晋王朝建立，至 280 年灭吴，结束三国鼎立局面。

这一时期对医药学发展有直接影响的社会文化背景，可从三方面概述。

一、独尊儒术与经学发展

统一的秦王朝建立后，秦始皇虽曾"焚书坑儒"，但"所不去者，医药、卜筮、种树之书"（《史记·李斯列传》），保留农业、医药书籍。西汉初年实行"与民休息"，重视清静无为的"黄老之学"。该学说形成于战国时期，是借用黄帝之名，继承和发挥道家老子的道论，形成"内以治身，外以治国"的新学说。1973 年长沙马王堆 3 号汉墓发现了抄录在《老子》乙本前面的四篇古帛书《经法》《十六经》《称》《道原》，合称《黄老帛书》，书中内容反映了西汉前期的主流学术思想。

汉武帝时期，接受儒生董仲舒的建议，实施"罢黜百家，独尊儒术"，立五经博士，设立大学和地方学校，使"经学"成为主流学术。西汉宣帝、东汉章帝先后主持举行石渠阁会议和白虎观会议，规范官方思想。东汉时期的经学还结合了谶纬神学，迷信思想盛行。

由于经籍来源的不同，经学中还出现了今文学派与古文学派之争。今文经指汉初由儒生口传，并用当时流行的隶书记录下来的儒家经籍。古文经指汉代前期从民间征集或孔子故宅壁间所发现的用先秦古籀文字（即六国文字）写成的儒家经籍。两者对许多问题的解释不一。今文经学在西汉较为盛行，古文经学则在东汉昌盛。后来东汉经学家郑玄网罗众家、遍注群经，对今古文经学进行了全面总结。

二、文化发展与宗教初兴

秦汉三国时期文化学术繁荣。汉代前期刘安主持编写的杂家著作《淮南子》，以道家思想为主导，兼采儒、墨、法、阴阳等各家思想，被誉为"牢笼天地，博极古今"。书中包含着丰富的医药内容。

西汉时期进行了大规模的文献整理工作。学者刘向、刘歆父子受命主持我国历史上第一次大规模整理群书的工作。在每一部书整理完毕时，刘向撰写一篇叙录，后来汇编成我国第一部图书目录《别录》。刘向死后，刘歆继续整理群书，并把《别录》各叙录的内容加以简化，把著录的书分为六略，即六艺略、诸子略、诗赋略、兵书略、术数略、方技略，加上总论性质的"辑略"，编成了我国第一部分类目录《七略》。《别录》《七略》已佚，但主要内容保存在《汉书·艺文志》中。

以追求不死为终极目标的"方仙道"神仙信仰在战国末年已经流行，秦汉时期由于统治者的推动，更为盛行。《史记·秦始皇本纪》记载，秦始皇为求不死之药，于公元前219年派齐人徐市（即徐福）"发童男女数千人，入海求仙人"。汉武帝宠信方士李少翁、栾大等，多次封禅泰山，并派方士出海访求仙药。东汉时期，神仙方术开始向原始道教发展。汉顺帝时张陵创立"五斗米道"，其子张衡、其孙张鲁继承复行之，又称"天师道"。汉灵帝时巨鹿人张角"奉事黄老道"，"符水咒说以疗病"，吸引众多信众，形成"太平道"。他们奉行道经《太平经》等，标志着道教形成。

佛教也在东汉末年传入中国。东汉建和元年（147）到达洛阳的西域僧人安世高博学多识，精通医术，在中国翻译了多种佛经。

三、疆域拓展与中外交流

秦汉时期国力强盛，所管治的疆域突破中原界限，在西南、西北等地区进行了大规模拓展。西汉开通的"丝绸之路"，逐渐成为一条横贯亚洲、非洲和欧洲的国际大通道。张骞两次出使西域，从国外及中国的西陲带入胡桃、番石榴等。其后西域的苜蓿、苏合香、茉莉、胡豆、胡麻等药用植物和一些可入药的动物、矿物也随着丝绸之路相继传入我国。距今 3400 年至 4000 年左右的新疆小河墓地考古发现，古楼兰人常将麻黄枝放在墓主身上或两侧随葬，有一具男性尸体的腹部还塞满麻黄枝。专家推测当时已经广泛应用麻黄治病，可能对中原内地医药应用麻黄有一定的影响。

拓展阅读

麻 黄

麻黄，药用来源为植物草麻黄、中麻黄或木贼麻黄的干燥草质茎，分布在湿度低、水分较少的地区。我国东北、华北和西北均有出产。中医学用于发汗解表、宣肺平喘、利水消肿，在东汉末张仲景的《伤寒杂病论》中已有广泛应用。现代研究发现其中含有麻黄碱，对中枢神经有明显的兴奋作用。

由南方传入中原的有犀角、象牙、玳瑁等。另据记载，东汉伏波将军马援征交趾，因当地有山岚瘴气，士卒多有感染者，于是他常饵薏苡实，用以祛除瘴气，后来还将大批薏苡实带回内地。新疆洛浦县山普拉墓地出土了东汉时期用薏苡仁做成的串珠，有可能是这一时期经丝绸之路向外传播的。

▶ **参阅线上平台视频：2.1 秦汉文化与医学**

第二节　医经类文献

《汉书·艺文志》中，将医学文献收录在"方技略"中，分为医经、经方、神仙和房中四类；并且总结说"方技者，皆生生之具"，意即这一类著作所记载的都是有助于保护和延长生命的知识。这反映了当时内涵宽泛的医学观。本节主要介绍秦汉三国时期的医经类文献。

《汉书·艺文志》曰："医经者，原（推究）人血脉、经络、骨髓、阴阳、表里，以起百病之本、死生之分，而用度箴（zhēn，同针）石汤火所施、调百药齐和之所宜。"大意是说，医经类著作主要讲医学基本理论，是运用各类治疗手段的指导原则。书中记载的医经著作有 7 种：《黄帝内经》18 卷，《外经》37 卷；《扁鹊内经》9 卷，《外经》12 卷；《白氏内经》38 卷，《外经》36 卷；《旁篇》25 卷。

以上这些典籍，除《黄帝内经》外均未见流传。近年来考古出土了不少文献，其中有一部分属于医经类文献。

一、出土的医经文献

20 世纪以来，我国考古工作者在各地墓葬中发现了多种医药文献。参照《汉书·艺文志》的说法，有关经络、诊断等的文献都可归入医经文献。其中许多内容可与《素问》《灵枢》相印证。

（一）马王堆出土经络与脉学文献

1972 年初至 1974 年初，考古工作者在湖南长沙东郊马王堆发掘了三座西汉墓，在三个墓葬中出土了不少医学文物，包括有医书 14 种，其中《足臂十一脉灸经》《阴阳十一脉灸经》（甲、乙本）和《脉法》《阴阳脉死候》都属于医经类文献。

▶ 参阅线上平台视频：2.2.1 马王堆医书

据研究，《足臂十一脉灸经》和《阴阳十一脉灸经》成书于秦汉之际，最晚不过西汉初期。从两部脉灸经的成书顺序看，《足臂十一脉灸经》的成书时间略早于《阴阳十一脉灸经》。两部脉灸经分别记述了人体十一条经脉的循行路径、所主疾病和灸法，其内容与《灵枢·经脉》篇相比，有很大不同。首先是只有"十一脉"，这跟后世的"十二经络"相比明显少了一条，即没有手厥阴心包经。其次是十一脉的循行走向没有明显规律，有的向心，有的远心，没有后世十二经脉循行的以下规律：手三阴经从胸走手，手三阳经从手走头，足三阳经从头走足，足三阴经从足走腹。第三，在两部脉灸经中，经脉与脏腑无规律性联系，经脉名称如臂少阴脉、足厥阴脉，比起后世的手太阴肺经、足厥阴肝经等，没有脏腑的名称。根据这些特点，专家认为它们反映了中医经络学说形成的早期阶段。它们可能是在针灸实践中总结出来的知识。后世经过进一步整理，与脏腑学说相配，重新划定为十二经脉，明确了走向，才成为现有的体系。

拓展阅读

经　络

中医学认为，人体存在经络系统。经络是经脉和络脉的总称，是中医学的特有概念。经，又称经脉，它贯通上下，沟通内外，是经络系统中纵行的主干；络，又称络脉，是经脉别出的分支，较经脉细小。人体的经络系统是运行气血，联络脏腑肢节，沟通内外上下，调节人体功能的一种特殊的通路系统。在解剖上，迄今尚未能发现经络的实质结构。《黄帝内经》确立了人体"十二经脉"系统，一直为后世沿用。考古文献表明，这一系统可能是经过长期发展才逐步定型。

《脉法》，现存300余字。该书主要论述脉诊。篇中提出人体气与脉相关，灸法和砭法应据脉施用的观点。《阴阳脉死候》，现存约100字。该书记载了三阴脉病和三阳脉病的预后。

（二）张家山汉墓《脉书》

1983年末至1984年初，在湖北江陵张家山发掘了三座西汉前期墓葬，出土了约1000枚竹简。在这些竹简文献中，有一部医书经整理后即名《脉书》，共有2028字，63简。其所载内容，接近于马王堆出土的《阴阳十一脉灸经》《脉法》《阴阳脉死候》三部帛书，在很大程度上可以弥补以上三部帛书缺失的内容。此外，《脉书》还论述了67种疾病的名称和简要症状，涉及内、外、妇、儿、五官等科。

（三）老官山汉墓医书

2012年7月，在四川成都天回镇老官山发掘出4座西汉时期古墓葬，出土了一批医简，研究者将其分为9部医书，除《逆顺五色脉藏验精神》外，余均无书名，根据简文内容定名为《敝昔诊法》《诊治论》《六十病方》《诸病》《十二脉（附相脉之过）》《别脉》《刺数》《医马书》。

《敝昔诊法》全书共 55 支简，残损严重，从内容看专论五色脉诊。有 5 支简的简首载"敝昔曰"字样，"敝昔"即扁鹊。该书包含了天人相应的思想，提出"五色通天"，围绕"赤、白、仓（苍）、黄、黑"五色论述脉诊，并判断五脏病的病机、病状。

《诊治论》共 57 支简，残损较多，主要论及脉诊、"五死"和疾病诊断等内容，并记载"石""灸"疗法。所说的"五死"包括形死、气死、心死、志死、神死。

《六十病方》约 215 支简，保存较完整。全书以病证和治疗方药内容为主，共载方剂 81 首以上，用药达 200 余种，所用药物大多有着重要临床价值且沿用至今，如酒、姜、桂、附子、乌头、蜀椒、细辛等。所载方剂以复方为主，药物配伍有一定规律性。所载治疗病症近百个，以内科为主。

《诸病》共 230 余支简，保存较完整。该书专论各科疾病的病因、症候、鉴别诊断、预后及调摄，是我国迄今为止发现的第一部全面论及各科疾病的病因、病机、症候、鉴别诊断的中医疾病学专书。

《十二脉》记载人体 12 条经脉循行和病候，较马王堆汉墓出土文献中的"十一脉"多 1 条"心主之脉"，与《灵枢·经脉》十二经脉系统一致。"相脉之过"论述"有过之脉"的诊察，与马王堆汉墓帛书、张家山汉墓医简内容相似。

《别脉》论述 9 条"别脉"的循行、病症和灸法。该书所载经脉循行模式和病候与后世十二经脉系统不同，可能是当时另一经脉体系。

《刺数》分为总论和各论两部分。总论论述针刺治疗的总体原则；各论记载了 40 种疾病的针方，每首方内容包括病证、穴位及刺激量，是现存最古老的针方。

《医马书》含医简 184 支，基本为残简，文字残损严重。该书专论马病的诊治，是我国迄今为止发现的第一部兽医学专著。

《逆顺五色脉藏验精神》主要记载色诊、脉诊、致病原因、治疗方法等内容，论及脉诊的损至、逆顺、预后，色诊的相乘及与五脏的关系，提到不同方位风邪致病的症状和预后，应用"石"法、"灸"法的宜忌等。

此外，老官山汉墓还出土了人体经穴漆木俑，类似的木俑在四川绵阳双包山汉墓也有发现。它们对了解汉代经络学有重要价值。

二、《黄帝内经》

《黄帝内经》是中国医学发展史上影响最大的医学理论性典籍。今本《黄帝内经》包括《素问》和《灵枢》两部分，原书各9卷，每卷9篇，各为81篇，合计18卷162篇。《汉书·艺文志》中有《黄帝内经》之名，但没有出现《素问》《灵枢》的名字。《素问》《灵枢》分别流行于世，至晋代皇甫谧始认为二书即《黄帝内经》。后世医家大多遵从此说。

从内容来看，《黄帝内经》并非出自一时一人之手笔。有学者认为，今本《素问》体现了较多黄老之学和今文经学的思想，可能主要定型于西汉中后期。个别篇章还有汉以后的文字修饰现象。另据载，《素问》传到唐代时，佚失了第7卷的9篇。唐代王冰在注释该书时，补充了"天元纪大论"等7篇。对此7篇内容的真伪存在争议，但多数学者认为有重要价值。仍缺的2篇为第72篇"刺法"和第73篇"本病"，在宋以后被人补入，附于书末，称为"素问遗篇"，应属于伪托之作。

《灵枢》，又称《九卷》《针经》，宋代以前流传不广。宋哲宗元祐八年（1093），高丽使献《黄帝针经》，宋哲宗诏颁天下。宋高宗绍兴二十五年（1155），史崧"校正家藏旧本《灵枢》九卷"并刊行，成为现在的通行本。

《黄帝内经》作为最重要的医经著作，其成书标志着中医基本理论体系的成熟。其基本认识丰富全面，认知方法上更加系统深刻。

（一）《黄帝内经》的基本认识

《黄帝内经》对生命与疾病的基本认识可简要概括如下。

1. 确立以"整体观念"为特色的人体观

《黄帝内经》的人体观包含脏腑、经脉、气血精津等概念，对它们的生理功能进行了详细说明。

"脏腑"是中医学对人体内脏的总称。《黄帝内经》将人体内脏分为五脏、六腑和奇恒之腑。心、肝、脾、肺、肾合称为五脏；胃、小肠、大肠、胆、膀胱、三焦，合称六腑；脑、髓、骨、脉、胆、女子胞，合称奇恒之腑。《黄帝内经》系统阐释了各个脏腑的生理功能、病理变化及其相互关系。例如《素问·灵兰秘典论》说："心者，君主之官也，神明出焉。肺者，相傅之官，治节出焉。肝者，将军之官，谋虑出焉。胆者，中正之官，决断出焉。膻中者，臣使之官，喜乐出焉。脾胃者，仓廪之官，五味出焉。大肠者，传道之官，变化出焉。小肠者，受盛之官，化物出焉。肾者，作强之官，伎巧出焉。三焦者，决渎之官，水道出焉。膀胱者，州都之官，津液藏焉，气化则能出矣。"文中既简要说明了每个脏腑的主要功能，又通过与"官员"职能的类比，来阐明它们是一个互相协作的整体。

《黄帝内经》中的经脉系统，分为正经和奇经两部分。正经有十二条，即手太阴肺经、手厥阴心包经、手少阴心经、手阳明大肠经、手少阳三焦经、手太阳小肠经、足太阴脾经、足厥阴肝经、足太阴肾经、足阳明胃经、足少阳胆经、足太阳膀胱经，合称"十二经脉"。奇经有八条，即任、督、冲、带、阳维、阴维、阳跷、阴跷，后来合称"奇经八脉"。《黄帝内经》详细论述了人体经络的循行部位、走向交接、表里关系，以及经络的生理功能、病理变化及其与脏腑的关系。经络联系脏腑，沟通内外，使全身成为紧密联系的整体。

气、血、精、津是《黄帝内经》中广泛运用的概念，可以理解为是组成人体结构和维持人体生命活动的基本物质。气有营气、卫气、宗气等，具有推动、固摄、防御、温煦、气化等作用。气是无形的，但其作用可以经由感官切实地感知。血是有形的，有濡养和滋养全身的功能。精的概念则有狭义和广义之分，狭义之精指生殖之精，广义之精泛指人体内一切有用的精微物质。津是人体内的正常水液的总称。《黄帝内经》指出，气、血、精、津布散全身，加强了全身的功能联系。

以上述理论为基础，《黄帝内经》还将人体脏腑与体表组织器官之间进行了有机联系，指出心开窍于舌，其华在面；肺主皮毛，开窍于鼻；脾主肌肉、四肢，其荣在唇；肝主筋，开窍于目；肾主骨，开窍于耳等。此外，《黄帝内经》注重精神和形体的统一，归纳了喜、怒、忧、思、悲、恐、惊的七情之说，并且指出七情对人体的健康有重要的影响。可见，《黄帝内经》构建了精神与形体相统一的以"整体观念"为特色的人体观。

2. 确立以"以表知里"为特色的诊察观

《黄帝内经》形成了以"以表知里"为特色的诊察观，对疾病的诊察主要采取"视其外应，以知其内脏，则知所病"（《灵枢·本脏》）的方法。"以表知里"的诊察法建立在整体观念的基础上，具体方法包括望、闻、问、切四诊，其中论述最多的是望色和脉诊。《素问·脉要精微论》中说："切脉动静而视精明，察五色，观五脏有余不足，六腑强弱，形之盛衰，以此参伍，决死生之分。"即通过切脉和望神、望色来判断病情。在《素问》中共有21种脉象名称。《灵枢·五色》记载了将全身各部位都分配到面部，并结合色泽变化进行诊断的方法。

"以表知里"与解剖探查病因的直观方法不同。《黄帝内经》中也有进行人体解剖的记载，如《灵枢·经水》说："若夫八尺之士，皮肉在此，外可度量切循而得之，其死可解剖而视之。"但对于正常人体，不能采用解剖的办法来认识，故《黄帝内经》强调以体表诊察为主。历代医家在实践中总结了丰富的四诊经验，成为中医诊断学的特有内容。

3. 总结了病因观念与疾病知识

《黄帝内经》建立了系统的病因观念，主要可分为外感病因与内伤病因两类。《素问·至真要大论》曰："夫百病之生也，皆生于风寒暑湿燥火。"风、寒、暑、湿、燥、火是对外界主要气候和气温变化的概括，正常情况下称为"六气"；而一旦变化过度从而影响到人体健康，就成为病因，称之为"六淫"。《黄帝内经》对六淫的特性和致病特点均有描述，如"风者，善行而数变"（《素问·风论》）、"伤于湿者，下先受之"（《素问·太阴阳明论》）等。内伤病因方面，《黄帝内经》还注重总结情志、饮食和生活方式不当等因素的影响，如指出"怒伤肝""喜伤心""思伤脾""忧伤肺""恐伤肾"（《素问·阴阳应象大论》），以及"饮食自倍，肠胃乃伤"（《素问·痹论》），并论述了"久视伤血，久卧伤气，久坐伤肉，久立伤骨，久行伤筋"（《素问·宣明五气》）等致病特点。

对于具体的疾病，《黄帝内经》有关于热病、疟病、咳病、厥病、癫狂、痛证、痹证、痿证和奇病等专篇，还有许多关于疾病的论述见于全书各个篇章，涉及内、外、妇、神经、精神、五官等各科。这些对后世医家的临床研究有重要指导价值。

4. 记载丰富的养生、治疗原则和方法

"治未病"是《黄帝内经》中最独特的养生与治病原则之一。《素问·四气调神大论》中说："圣人不治已病治未病，不治已乱治未乱。"提出及早预防和治疗以阻止疾病发生及传变的理念，是贯穿于养生和治疗的共通法则。此外，《黄帝内经》又注重标本缓急和三因制宜等法则。标本缓急指认识疾病的表象和本质，并根据具体情况决定应对措施。《素问·阴阳应象大论》提出"治病必求于本"，《素问·标本病传论》提出了"急则治其标""缓则治其本""标本兼治"等不同法则。三因制宜指因人、因时、因地制宜，即疾病防治中要充分考虑影响疾病发生与演变的体质、时间和地理因素。

在治疗手段方面，由于《黄帝内经》是医经著作，因此较少记载具体方药，但对药物的气味功用及医方的配伍原则有全面的论述。对其他手段如刺法、灸法、手术、导引、按跷、情志疗法和饮食疗法等都有许多记载，尤其对刺法的论述最为丰富，有补泻法、刺络法、缪刺法、三刺法、五刺法、九刺法、十二节刺法等。

（二）《黄帝内经》的认知方法

在《黄帝内经》中，广泛运用了"天人相应"和"阴阳五行"等哲学认知方法。相对于《黄帝内经》成书前的出土和传世文献，有以下新的特点。

1. 深化了"天人相应"理念

在《黄帝内经》中，"天人相应"的理念有更进一步的发展。《素问·宝命全形论》曰："人以天地之气生，四时之法成。"所谓"四时之法"，即四季气候变化的节律：春温、夏热、秋凉、冬寒。《黄帝内经》观察了它们对自然界生物的影响。《灵枢·顺气一日分为四时》说："春生，夏长，秋收，冬藏，是气之常也，人亦应之。"根据这些关系，《素问·阴阳应象大论》概括说："天有四时五行，以生长收藏。"从而将自然现象上升为生、长、收、藏的生命周期规律（后为配合五行，又增加"化"，成为生、长、化、收、藏）。《素问·六微旨大论》曰："非出入，则无以生长壮老已；非升降，则无以生长化收藏。"这一规律已不仅仅应用于顺应四季养生，而是成为认识生命的法则。

2. 系统地运用阴阳五行学说

阴阳五行是帮助中医学归纳和总结自然与人体的哲学方法。在《黄帝内经》成书以前，阴阳五行与医学知识的结合比较零散。而《黄帝内经》建立起完备的中医阴阳五行知识体系，包括人体结构、生理功能、病理状态、药食性能等的阴阳五行配属，例如《素问·金匮真言论》所言"夫言人之阴阳，则外为阳，内为阴。言人身之阴阳，则背为阳，腹为阴"；根据阴阳对立统一形成养生治疗法则，如《素问·阴阳应象大论》所说"阳病治阴，阴病治阳"。

拓展阅读

阴阳学说与人体

阴阳学说对人体的部位、脏腑、经络、形气等的阴阳属性都作了具体划分。就人体部位来说，人体的上半身为阳，下半身属阴；体表属阳，体内属阴；体表的背部属阳，腹部属阴；四肢外侧为阳，内侧为阴。按脏腑功能特点来分，心、肺、脾、肝、肾五脏为阴，胆、胃、大肠、小肠、膀胱、三焦六腑为阳。五脏之中，心、肺为阳，肝、脾、肾为阴；心、肺之中，心为阳，肺为阴；肝、脾、肾之间，肝为阳，脾、肾为阴。而且每一脏之中又有阴阳之分，如心有心阴、心阳，肾有肾阴、肾阳，胃有胃阴、胃阳等。在经络之中，也分为阴阳。经属阴，络属阳，而经之中有阴经与阳经，络之中又有阴络与阳络。就十二经脉而言，就有手三阳经与手三阴经之分、足三阳经与足三阴经之别。在血与气之间，血为阴，气为阳。在气之中，营气在内为阴，卫气在外为阳等等。

五行学说的应用，如《素问·阴阳应象大论》所言"木生酸，酸生肝""火生苦，苦生心""土生甘，甘生脾""金生辛，辛生肺""水生咸，咸生肾"等。根据五行生克制化确立养生、治疗法则，如《素问·五运行大论》所说"气有余，则制己所胜而侮所不胜；其不及，则己所不胜侮而乘之，己所胜轻而侮之"等。

拓展阅读

五行属性归类

五行属性归类见表2-1。

表 2-1　五行属性归类表

自然界							五行	人体						
五音	五味	五色	五化	五气	五方	五季		五脏	六腑	五官	形体	情志	五声	变动
角	酸	青	生	风	东	春	木	肝	胆	目	筋	怒	呼	握
徵	苦	赤	长	暑	南	夏	火	心	小肠	舌	脉	喜	笑	忧
宫	甘	黄	化	湿	中	长夏	土	脾	胃	口	肉	思	歌	哕
商	辛	白	收	燥	西	秋	金	肺	大肠	鼻	皮毛	悲	哭	咳
羽	咸	黑	藏	寒	北	冬	水	肾	膀胱	耳	骨	恐	呻	栗

阴阳五行学说的有些内容难免存在思辨色彩和机械成分，但总体上起到了促使医学知识体系化、条理化的作用，更有利于传承、传播和发展。

《黄帝内经》对中医学发展有深远的影响，充分体现出医经类文献的基础性和指导性特征。

▶参阅线上平台视频：2.3.1 中医经典《黄帝内经》

三、《难经》

《难经》全名为《黄帝八十一难经》，是继《黄帝内经》之后的又一部中医理论性著作。据记载其作者为秦越人，即扁鹊，应属托名。书名中的"难"字有"问难"的含义。全书内容以问答的形式展开，共有81难。

《难经》的内容涉及人体生理、病理和疾病的诊断、治疗等方面。其中第1～22难为脉学，第23～29难为经络，第30～47难为脏腑，第48～61难为疾病，第62～68难为腧穴，第69～81难为针法。其内容也不涉及方药，具有医经类文献的共通特点。

《难经》在医学理论上对《黄帝内经》有不少补充之处。举例如下：

1. 提出"独取寸口"的脉诊原则

《黄帝内经》中的脉诊采用的是"遍诊法"，又称"三部九候"法，即诊脉时，取头、手、足三部，每部又各取天、地、人三个脉搏跳动处，合为九候。（图2-1）而《难经》提出可以简化为"独取寸口"，寸口指手部腕横纹之后一寸左右的桡动脉搏动处。《难经·十八难》对"三部九候"作了新的解释说："三部者，寸、关、尺也；九候者，浮、中、沉也。"即将寸口脉分为寸、关、尺三部，浮、中、沉则是诊脉者指力运用的程度，每部分别用三种力度诊脉，合起来仍叫"三部九候"。这种"独取寸口"的诊脉法，以中医整体观念下的经脉理论理论为依据，方便易行，成为后来中医脉诊的主流。

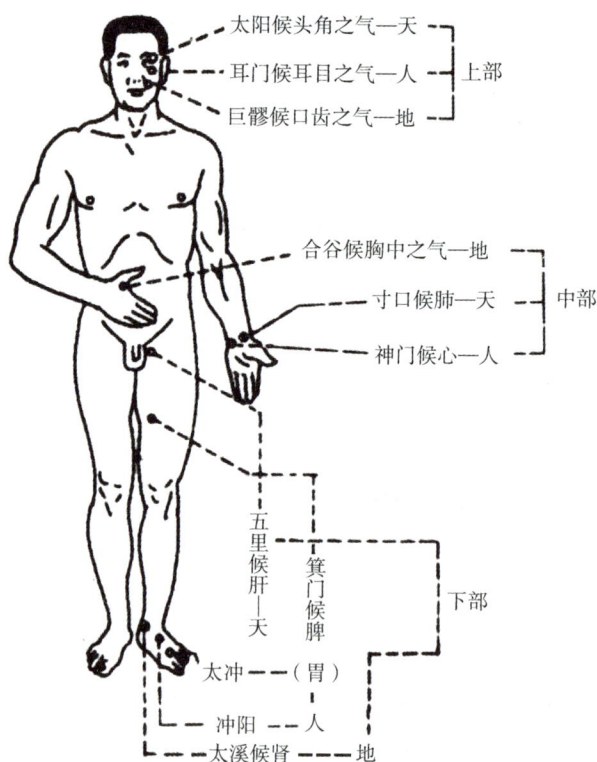

图2-1　三部九候诊脉示意图

2. 首次提出"奇经八脉"的说法

《难经·二十七难》曰："脉有奇经八脉，不拘十二经。"将散见于《黄帝内经》各篇的八脉内容进行了归纳，正式提出"奇经八脉"这一名词。《难经》还比喻说，十二经脉是沟渠，而奇经八脉是湖泊，湖泊可以贮存沟渠中溢出的精气，互相补充。书中还对奇经八脉的疾病状态进行描述，丰富和完善了中医学的经络理论。

3. 对人体脏腑理论进行新的补充

《难经》首次记载了胰脏，描述为"散膏半斤"；又对中医特有的三焦、命门等脏器的名称与功能做了进一步描述。书中还有关于人体消化道由唇到肛门的"七冲门"之论，现在解剖学上的"贲门""幽门"等名词，就来自《难经》。

《难经》对针灸理论也有很大贡献。比如首次提出八会穴及其主治，提出补母泻子法、泻南补北法、迎随补泻法等针刺补泻法等。这些理论直到今天，仍然有效地指导着中医的临床实践。

▶参阅线上平台视频：2.3.2 中医经典《难经》

四、《黄帝明堂经》

《黄帝明堂经》大约成书于西汉末至东汉中期，是最早的一部针灸腧穴专著，作者不详。该书早已失传，但不少内容见于其他文献引录。日本仁和寺保存有残存序文和卷一部分内容，敦煌出土了部分残页。现代学者黄龙祥整理有《黄帝明堂经（辑校）》，收录237个穴位，还记述了每一穴位的针刺深浅、留针时间和施灸壮数等。

第三节　本草类和经方类文献

"本草"是中药的代称，这体现了中药中植物药所占比例最大的特点。此词始见于西汉，当时有"本草待诏"的官名，应该属于宫廷医官。《汉书·游侠传》记载楼护"诵医经、本草、方术数十万言"，说明汉代存在本草类著作。只是《汉书·艺文志》中没有收录这类著作。近年在出土汉简中发现有本草类文献，成书于这一时期的传世本草类著作有《神农本草经》《吴普本草》。

《汉书·艺文志》的"方技略"有"经方"类，并说："经方者，本草石之寒温，量疾病之浅深，假药味之滋，因气感之宜，辨五苦六辛，致水火之齐（同

"剂"），以通闭解结，反之于平。"大意是说，经方类文献记载的是如何将药物配成医方进行辨证施治的知识。书中共列经方十一家，包括《五藏①六府痹十二病方》30卷、《五藏六府疝十六病方》40卷、《五藏六府瘅十二病方》40卷、《风寒热十六病方》26卷、《泰始皇帝扁鹊俞拊方》23卷、《五藏伤中十一病方》31卷、《客疾五藏狂颠病方》17卷、《金疮疭瘛方》30卷、《妇人婴儿方》19卷、《汤液经法》32卷、《神农皇帝食禁》七卷。从以上书名来看，经方文献主要是医方著作。但上述著作均已失传。近年出土文献中发现有不少医方资料，传世的最早著作《伤寒杂病论》成书于东汉末年。

药物是组成方剂的基础，复方方剂是药物的主要应用方式。本节将药物类、医方类文献放在一起介绍。

一、出土的本草和医方文献

在出土的汉代医药文献中，医方类数量较多，本草类则相对较少。下面简介主要的出土本草和医方文献。

（一）阜阳汉简《万物》

1977年在安徽阜阳西汉汝阴侯夏侯灶墓里发掘出来一批汉简，其中一部分涉及药物知识，原本取名为《杂方》，后来根据其中一句"万物之本，不可不察也；阴阳，不可不知也"简文，定名为《万物》。此篇可以说是现存最古老的本草学著作。其中记载了药物71种，大部分为药食两用的种类。篇中记载各药的功能主治，有的以增强体质为主，如"□姜叶，使人忍寒也""使人倍力者以羊与龟"；有的主治疾病，涉及30余种病症，如"贝母之已寒热也""商陆、羊头已鼓张（胀）也"。既有单味药应用，也有两味药配方应用。《万物》对了解早期药物应用情况有重要价值。

（二）《五十二病方》

《五十二病方》出土于长沙马王堆西汉墓，现存1万余字。全书分为52题，每题都是治疗一类疾病的方法，故取名为《五十二病方》。现存283条，可辨认的

---

① 本段文字中，"藏"即"脏"的古字，"府"即"腑"的古字。对于这类书名一般保持原貌，不作改动。

药方 197 方，用药 247 种。可以说是现存最早的医方著作。

《五十二病方》以病为纲，书中提到的病名实际有 103 个。每种病少则有一方，多则有 20 余方。有 78 首药方是"单方"，即只用一味药，如治石癃，"三温煮石韦若酒而饮之"；有 119 方是使用两味药以上的复方，药味较多的如疽病方之一，用"白蔹、黄芪、芍药、甘草……□、姜、蜀椒、茱萸"、酒共 9 味药。而且复方中各种药物的用量，可根据临床情况的变化而加减。如疽病方中说"骨疽倍白蔹，肉疽倍黄芪，肾疽倍芍药，其余各一"，根据疽所在部位的不同而选择不同的主药，具有辨证论治的意味。

《五十二病方》中的用药方法也多种多样，既有汤药内服，也有外用薰、药浴、敷贴、砭、熨、灸、按摩、角法（拔罐）及手术治疗等。

马王堆还出土有《杂疗方》《杂禁方》，内容较简略，带有一定的巫术色彩。

（三）《六十病方》

四川成都老官山西汉墓出土的竹简中，有一部分被整理者命名为《六十病方》，共有 215 支竹简，约 9000 字，有医方 70 余首，用药 200 余种。

《六十病方》中的医方也有单方和复方两类。在完整的医方中，单方有 18 首，复方有 41 首。这些医方有确定的方名，通常以主治的病症来命名，如"治风痹汗出方"；有个别以医家名称命名，如"公孙方"。全部方药有从小到大的连续编号，前面还有题名简，即目录，可见此书是经过有意识整理汇编的。

《六十病方》大部分医方是内服汤剂或酒剂。所用药物有的有地方特色。如"治风"方："石脂七分，蜀椒五分，防风、细辛各四分，厚朴四分，陈茱萸一分，桂十分，姜六分，皆冶合。"蜀椒、防风、厚朴等都是四川多产的药材。

（四）《治百病方》

1972 年在甘肃武威县旱滩坡发掘了一座东汉早期墓葬。墓主人是一位医生，其随葬文物中有医药简牍 92 枚，因其第 78 简上写有"右治百病方"，故将这批文献命名为《治百病方》。其中载有医方 36 首，涉及药物 100 余种。

《治百病方》的医方几乎都是复方，每首方描述了主治的病名或症状、药物名称、剂量，有的还有制药方法、服药时辰和用量等。如木牍 79 的内容为："治久咳上气，喉中如百虫鸣状，卅岁以上方：柴胡、桔梗、蜀椒各二分，桂、乌喙、姜各一分。凡六味，冶合，和丸以白蜜，大如樱桃。昼夜含三丸，消咽其汁，甚良。"不但对其用法记载详细，而且介绍了应用效验。这些医方用药少则2味，多则15味药，剂型有汤、散、丸、膏、醴等。其中有些药物，如骆苏、戎盐、白羊矢等，具有西北地方特色。

二、《神农本草经》

现存第一本完整的药物学专著《神农本草经》，未见于《汉书·艺文志》记载。书中记录药物产地时，使用的都是汉代郡县名称，故一般认为该书在东汉时才编撰成书。

《神农本草经》的书名有两个特点：一是托名于"神农"，反映了"神农尝本草"传说的影响；二是正式用"本草"作为中药著作的名称，并一直为后世所沿用。

《神农本草经》原书已佚，现存后世学者的辑复本，多为3卷（孙星衍辑本）；也有4卷本，即"序录"单独成卷（顾观光辑本）。该书总结了东汉以前的用药经验和药物学知识，共计载药365种，"法三百六十五度，一度应一日，以成一岁"（《神农本草经·卷三》），其中植物药252种，动物药67种，矿物药46种。书中还记载了一些重要的中药理论和使用原则。其主要内容如下：

1. 首创药物的三品分类法

《神农本草经》将药物按照功效的不同，分为上、中、下三品。《神农本草经·序录》曰："上药一百二十种，为君，主养命以应天，无毒，多服、久服不伤人。欲轻身益气、不老延年者，本上经。中药一百二十种，为臣，主养性以应人，无毒有毒，斟酌其宜。欲遏病补虚羸者，本中经。下药一百二十五种，为佐使，主治病以应地，多毒，不可久服。欲除寒热邪气、破积聚、愈疾者，本下经。"这种分类法是以药物性能及毒副作用多寡为依据的，切于实用。

2. 提出七情和合、君臣佐使的配伍组方原则

《神农本草经·序录》指出，药物配伍有七种情况，称为七情："有单行者，有相须者，有相使者，有相畏者，有相恶者，有相反者，有相杀者。凡此七情，合和视之。"也就是说，有些药物合用，能够明显增加原有药效，如相须、相使；有些

药物合用，会使原有药效降低，甚至消失，如相恶；有些药物合用，可以减轻药物毒性，如相畏、相杀；有些药物合用，会产生毒副作用，如相反。这些情况须在应用时注意。《神农本草经·序录》又说："药有君臣佐使，以相宣摄合和。"指药物在组成复方方剂时应有主次之分，方中既有对疾病起主要治疗作用的君药，也有辅助君药的臣药，以及辅助君臣药治疗兼证或协调引导的佐使药。这成为后世方剂学的核心理论。

3. 阐述了药物的性味理论和用药原则

《神农本草经·序录》指出："药有酸、咸、甘、苦、辛五味，又有寒、热、温、凉四气。"五味、四气源于药物的味道和气味，经总结成为药性理论。后世概括辛味"能散、能行"，即具有发散、行气、行血的作用；甘味"能补、能和、能缓"，即具有补益、和中、调和药性和缓急止痛的作用；酸味"能收、能涩"，即具有收敛、固涩的作用；苦味"能泄、能燥、能坚"，即具有清泄火热、泄降气逆、通泄大便、燥湿、坚阴等作用；咸味"能下、能软"，即具有泻下通便、软坚散结的作用。五味、四气又与阴阳学说相结合，《黄帝内经》说："辛甘淡属阳，酸苦咸属阴。"此外寒、凉属阴，热、温属阳，《神农本草经·序录》说："疗寒以热药，疗热以寒药。"可见药物的性味理论与中医理论具有共同的基础。《神农本草经·序录》还提出了许多用药原则，例如病位在胸膈以上的，宜进食后再服药；病位在心腹以下的，宜先服药后进食等。这些原则和方法，多为后世医药学家所借鉴。

4. 系统记载了药物学知识

《神农本草经》较为详细地记述了药物的性味、功效、主治、别名、产地和采集加工等知识。所治疗的疾病达170余种，涉及内、外、妇、五官各科。以人参为例，书中说："味甘，微寒。主补五脏，安精神，定魂魄，止惊悸，除邪气，明目，开心益智。久服轻身延年。一名人衔，一名鬼盖。生山谷。"这反映了当时人参药用的情况。其他如麻黄平喘、黄连止痢、海藻疗瘿、猪苓利尿、黄芩清热、大黄通便、水蛭破瘀血等功效记载，至今仍然指导中医临床应用。

《神农本草经》全面总结了东汉以前的药物学成就，堪称集汉以前本草学大成之作。它的问世，标志着中药学理论体系的初步构建。但限于当时的历史条件，《神农本草经》也不可避免地存在某些错误。如不少具有毒性的矿物药在书中却被列为上品，像水银被认为"久服神仙不死"，显然是受到了道教炼丹术的影响。这类内容在后世本草中一定程度上得到更正。由于后世本草大多在引录《神经本草经》的基础上增补和发展，因而《神农本草经》原书到唐代已无独立流传版本。现有多种根据他书引录进行整理复原而成的辑复本。

▶ **参阅线上平台视频：2.3.4 中医经典《神农本草经》**

三、《吴普本草》

吴普是三国时魏人，华佗的弟子。他所撰写的本草著作名为《吴普本草》。此书载药441种，引录了神农、黄帝、岐伯、雷公、桐君、扁鹊、季氏、《一经》、医和等9家关于药性的认识。但大约到北宋时该书已散佚。由于不少类书、本草都曾摘引《吴普本草》的内容，因此后世学者可以据而辑复该书。现代学者尚志钧辑复的《吴普本草》有200余种药物。

四、《伤寒杂病论》

《伤寒杂病论》是传世医书中最早的经方著作。该书对东汉以前的中医临床经验进行总结，提出辨证论治范例，标志着中医临床辨证论治原则的初步确立。

（一）作者张仲景生平

《伤寒杂病论》的作者为张机，字仲景，东汉末年南阳郡涅阳人。据记载他少时曾拜同郡医生张伯祖为师，后来官至长沙太守。1981年在南阳仲景医圣祠发现张仲景的墓碑和碑座，在碑正面刻有"汉长沙太守张仲景墓"字样。

张仲景生活的年代，正值东汉末年，据史载灾疫连年流行。同时代曹植的《说疫气》曰："疫气流行，家家有僵尸之痛，室室有号泣之哀，或阖门而殪，或覆族而丧。"张仲景在《伤寒杂病论·自序》中说："余宗族素多，向余二百。建安纪年以来，犹未十稔，其死亡者三分有二，伤寒十居其七。"由于"感往昔之沦丧，伤横夭之莫救"，张仲景"勤求古训，博采众方"，参考"《素问》《九卷》《八十一难》《阴阳大论》《胎胪药录》并《平脉辨证》"，结合自己长期积累的医疗经验，撰成《伤寒杂病论》。

《伤寒杂病论》在学术上具有重要价值和影响。后世医家出于对张仲景的尊重，按照传统习惯，或以郡望称之为"南阳"，或以官守称之为"长沙"，金元以后医家还将张仲景尊奉为"医圣"。

（二）《伤寒杂病论》的内容与成就

《伤寒杂病论》原书 16 卷，内容包括伤寒和杂病两部分。问世以后一度散乱佚失，后来晋代王叔和搜集书中的伤寒部分整理成《伤寒论》，全书 10 卷，22篇，397 条，一直流传至今。杂病部分在北宋时被整理成《金匮要略方论》，全书25 篇。

《伤寒杂病论》的内容与成就可以简要概括为以下 3 点：

1. 创立辨证论治的范例

辨证论治的思想在《黄帝内经》和出土医方中已有体现，张仲景在论治疾病的过程中全面地贯彻了这一思想。他对疾病的病因提出"三因"说，《金匮要略方论》首篇所说："千般疢（灾）难，不越三条：一者，经络受邪，入脏腑，为内所因也；二者，四肢九窍，血脉相传，壅塞不通，为外皮肤所中也；三者，房室、金刃、虫兽所伤。"提出首先要注意辨别疾病的内因、外因或其他成因。在对外感伤寒的论治中，张仲景具体地展示了辨证论治的思路。今本《伤寒论》各篇标题如"辨太阳病脉证并治""辨阳明病脉证并治"等，直接提出了"辨""病""证"的概念。各篇条文则详述论治的过程。如"太阳病"篇中，根据太阳经感受外邪后的不同症状表现，分别应用麻黄汤、桂枝汤、大小青龙汤等方剂治疗，每一首方剂的应用都以相应的症状和脉象为依据，并且时刻注意疾病发展的趋向，不断调整治疗方法。这些一直是学习中医临床思维的典范。

2. 以六经论伤寒，以脏腑论杂病

六经指太阳、阳明、少阳、太阴、厥阴和少阴，它们并非仅指经络，而是对外感伤寒发展过程中的六个阶段的概括，其中综合了病邪性质、正气强弱、脏腑经络、阴阳气血、宿疾兼夹等多种因素，反映了外感风寒之邪由表入里、由浅入深、由轻到重、由实转虚的发展变化规律。抓住了规律，就能及时地采取相应方法来治疗。杂病则是指除外感之外的各种急慢性疾病，其病因多端，病情复杂，张仲景主要根据疾病波及的脏腑来归类和论治，因此称其以脏腑论杂病。《金匮要略方

论》各篇大致是以脏腑为中心分述各种相关疾病，对每种病往往也提出多个方剂来治疗，同样体现了辨证论治的精神。

拓展阅读

六经辨证

六经辨证是张仲景在《素问·热论》等篇的基础上，结合伤寒病证的传变特点所创立的一种论治外感病的辨证方法。它将外感病演变过程中所表现的各种证候，总结为六经病证，是经络、脏腑病理变化的综合反映。其中三阳病证（太阳病、阳明病、少阳病）以六腑的病变为基础；三阴病证（太阴病、少阴病、厥阴病）以五脏的病变为基础。所以说六经病证基本上概括了脏腑和十二经的病变。运用六经辨证，不仅仅局限于外感病的诊治，对内伤杂病的论治也同样具有指导意义。

3. 理法方药成熟，为群方之祖

《伤寒杂病论》在传世的经方著作中年代最早，且其理法方药紧密结合，方剂组成严密完整，为历代医家所沿用。《伤寒杂病论》全书载方269首，囊括了后世所总结汗、吐、下、和、温、清、消、补"八法"。例如用于发汗的有麻黄汤、桂枝汤等；用于涌吐的有瓜蒂散；用于泻下的有大承气汤、小承气汤等；用于和解的有小柴胡汤、半夏泻心汤等；用于温散的有四逆汤、理中汤等；用于清热的有白虎汤、三黄泻心汤等；用于消积的有抵当汤、抵当丸等；用于补虚的有炙甘草汤、肾气丸等。而且剂型也很丰富，有汤剂、丸剂、散剂、酒剂、洗剂、浴剂、熏剂、滴耳剂、灌鼻剂、软膏剂、肛门栓剂等。在方药的煎服上，对用水、火候、入煎顺序、药物炮制和服药时间等均有讲究。因此金代张元素称赞说："仲景药为万世法，号群方之祖，治杂病若神。"

《伤寒杂病论》成为后世中医临证医学的基石，一直指导着医家的临床实践。后世很多学者研究他的著作，形成了伤寒学派。《伤寒杂病论》的影响还远及海外，日本、朝鲜及东南亚等国家和地区，都有学者研究张仲景的理论和学说。

▶ 参阅线上平台视频：2.3.3 临床经典《伤寒杂病论》

第四节　其他类医学文献

在《汉书·艺文志》"方技略"中，还有"神仙""房中"两类文献，均属于"生生之具"。它们的性质比较特殊，不针对专门的疾病，而是与养生保健及生育相关，同样也属于医学文献。

一、神仙类

秦汉时期方士盛行，有方仙道和黄老道两派。方仙道的方士信奉服食、祭祀可以长生成仙。秦始皇、汉武帝都曾迷信方士，给巨资让他们去寻觅仙山，炼制仙药，结果都是徒劳无功。黄老道的代表人物有河上丈人、安期生，在西汉初期，文帝、景帝采用黄老清静之术治天下，使黄老道兴盛一时。《汉书·艺文志》中记载的"神仙类"文献，就是这一时期思想文化的反映。这类文献有《宓戏杂子道》20篇，《上圣杂子道》26卷，《道要杂子》18卷，《黄帝杂子步引》12卷，《黄帝岐伯按摩》10卷，《黄帝杂子芝菌》18卷，《黄帝杂子十九家方》21卷，《泰壹杂子十五家方》22卷，《神农杂子技道》23卷，《泰壹杂黄冶》31卷。

《汉书》对这类著作评价说："神仙者，所以保性命之真，而游求于其外者也。聊以荡意平心，同死生之域。而无忧惕于胸中，然而或者专以为务。则诞欺怪迂之文弥以益多，非圣王之所以教也。"即认为这类著作所倡导的方法，有助于让人坦然面对生老病死，但如果一心追求成仙，就容易陷入虚幻的境地，不宜提倡。

到东汉时，一些方士开始组织宗教团体。汉顺帝时，河北巨鹿人张角建立太平道，发动黄巾起义。张陵在四川创立天师道，常用符水禁咒治病作为招罗信徒的手段，规定病愈者须出五斗米作为酬谢，故又称为"五斗米道"。它们均是早期的道教组织。

"神仙"类文献一定程度上反映了当时的生命意识和养生方法，有其研究价值。《汉书·艺文志》所提到的文献均已佚失，其中部分内容反映在一些出土文献中。早期道教的一些文献也可归入"神仙"类。

（一）出土的"神仙"类文献

1. 马王堆出土《导引图》

马王堆出土的帛画《导引图》，是我国现存最早的医疗体操图。该图长约100cm，高约50cm，描绘了44个不同年龄的男女，分别展示不同的导引动作（图2-2）。图中大部分动作有文字标明其名称。有的动作叫"引聋""引温病""引痹痛"等，反映出这些是针对某类特定病症的练习招式。有一些动作姿态则以模仿动物来命名，如"信（鸟伸）""熊经""沐猴灌""爰謔（猿呼）"等。

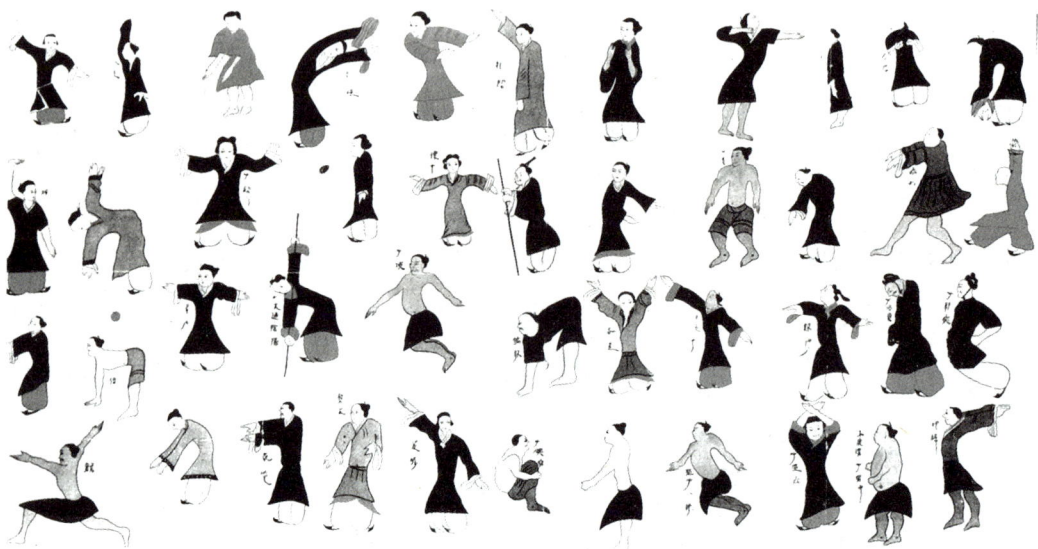

图 2-2　长沙马王堆汉墓出土导引图（复原）

▶ **参阅线上平台视频：2.2.2 导引图**

2. 马王堆出土《却谷食气》

马王堆出土的《却谷食气》，是迄今发现最早的气功导引专著。据考证原书近500字，现可辨认者仅272字。"却谷"指不吃五谷；"食气"是指通过服气即呼吸空气来维持生命，却病延年。书中提出要根据月朔望晦、时辰早晚、四时阴阳变化及年龄特征行气，讲究呼吸吐纳，尽量吐故纳新。还有食气宜忌，如春天浑浊阴暗、夏天热风炽人、秋天浓霜弥漫、冬天霜风四起等条件下，不宜食气。

3. 张家山出土《引书》

1983 年末至 1984 年初，在湖北江陵张家山发掘了三座西汉前期墓葬，出土约 1000 枚竹简。其中有一部分被整理为《引书》，共 3235 字，113 简。该书的内容：一部分是关于四季养生之道的论述；另一部分则是对导引术动作和功用的记载，共有 110 种，除去重复为 101 种，其中不少动作正好可与马王堆出土《导引图》相印证。

（二）魏伯阳的《周易参同契》

魏伯阳，本名魏翱，字伯阳，会稽上虞（今属浙江绍兴）人，东汉著名的炼丹家、思想家、养生家。他的著作《周易参同契》借易经卦象阐明养生规律，认为人事应当效法天道，注重天人感应关系，提出"赏罚应春秋，昏明顺寒暑。爻辞有仁义，随时发喜怒。如是应四时，五行得其理"，意思是说，春夏是生命生长的阶段，秋冬是生命衰老的阶段，四季与寒暑晨昏一样都体现着阴阳的消长变化，喻示养生应当效法天道四时阴阳。书中还论述了许多炼丹的思想，被后人称为"万古丹经之王"。

（三）嵇康《养生论》

嵇康（224—263），字叔夜，谯国铚县（今安徽濉溪）人，是三国曹魏时的"竹林七贤"之一。他并非方士或道教人士，但受到道家学说的影响，所著的《养生论》体现了对"神仙"之说较为理性的思考，成为名篇。他反对人能成仙的说法，但是认为通过合理养生，寿命可延长达数百岁。他提出"精神之于形骸，犹国之有君也"的思想，注重精神情志的清静，又强调养生要持之以恒，不可半途而废。

二、房中类

《汉书·艺文志》对"房中"类文献的评论说："房中者，情性之极，至道之际，是以圣王制外乐以禁内情，而为之节文。传曰：'先王之作乐，所以节百事也。'乐而有节，则和平寿考。及迷者弗顾，以生疾而陨性命。"意即此类文献记载的是人类生活中的要事，但如果沉迷其中则不利于健康。这类文献有《容成阴道》26 卷，《务成子阴道》36 卷，《尧舜阴道》23 卷，《汤盘庚阴道》20 卷，《天老杂子阴道》25 卷，《天一阴道》24 卷，《黄帝三王养阳方》20 卷，《三家内房有子方》17 卷。

以上文献均已佚失。不过有一些出土文献和传世医书反映了有关内容。如马王堆出土的竹简《合阴阳》《十问》《天下至道谈》，讨论了阴阳交合与养生保健的问题。《天下至道谈》中提到"七损八益"，"七损"是指损害人体健康的七种做法，"八益"是指对人体有补益作用的八种做法。这一名词在《素问》中也曾出现。

传世医书中有一本《素女经》。清代学者孙星衍认为，《素女经》四季补益方可能就是《汉书·艺文志》中《黄帝三王养阳方》中的一部分。

第五节　医事制度、医学人物与医药典故

秦汉时期，一些关于中医的制度、人物和典故流传于后世，成为中国历史文化的一部分。

一、秦汉的医事制度

在秦朝的国家机构中，九卿之一的少府下设六丞，《通典·职官七》记载："秦有太医令丞，亦主医药，属少府。"太医令的直属官吏是太医丞和侍医，前者协助太医令"主医药"，后者专门服务于王室或皇族，并在上朝议事时侍奉秦国国君及后来的秦朝皇帝。太医不但负责中央官员的疾病诊治，而且掌管地方郡县的医疗事宜。当时各地都设有医长，对太常、太医丞负责。药府中的药长主持药物之事，设有药藏府储存药物。《睡地虎秦墓竹简》中载有"医工"职名。20世纪末，在西安市北郊向家巷村发掘出数以千枚计的秦封泥中，即有"泰（太）医丞印"（图2-3）。

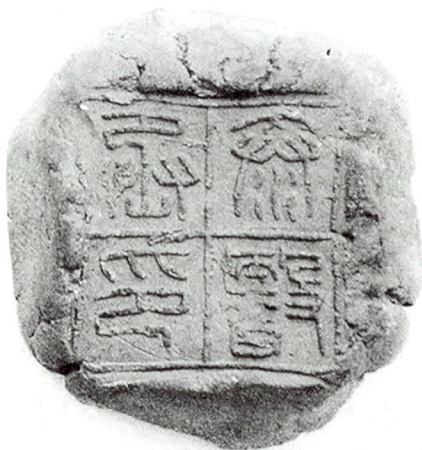

图2-3　秦代"泰（太）医丞印"封泥

（出自：《书法》2001年第10期）

西汉时期，太医令是地位最高的医官。太医令有太常与少府的区别。太常太医令内部有负责诊治疾病的太医和主持药物方剂的药府。少府太医令属职有太医监、侍医、女医、乳医、尚方和本草待诏。女医专门服务于皇后、公主等皇室女性成员。尚方是固定医职，负责为皇宫保管和收集医药；而本草待诏则系临时设置，专为皇帝采集延年益寿的"仙药"。

太常太医令中的太医不仅负责中央官吏的疾病诊治，且掌管地方郡县的医疗事宜。各郡治均设医长、药长。诸侯王国医制基本仿照中央而略有不同，设有太医令、丞，太医，侍医，尚方等。位于河北满城的西汉中山靖王刘胜墓曾出土刻有"医工"字样的铜盆，是服务于刘胜的医工所专用的医疗器皿（图2-4）。

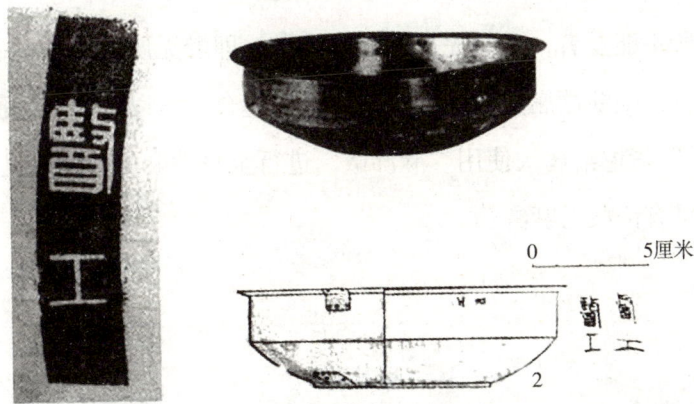

图2-4 河北满城中山靖王刘胜墓出土的铜盆上的"医工"字样拓片

东汉时期，太常所属的太医令丞被裁撤，仅在少府中设立太医令丞。太医令下设有专门负责诊治疾病的"员医工二百九十三人，员吏十九人"，还有药丞、方丞。太医令所需药物由各地贡献。在中央官职中均配有数额不等的属医，掌管该职中官吏的医疗事宜。同时，掖庭承担起部分女医职责。在地方官医体制方面，则增设了医曹吏，并且地方官医不再隶属中央官医系统，改由地方管理。

二、著名医学人物

（一）淳于意

淳于意（约前215—前150），姓淳于，名意，临淄（今山东临淄市）人，曾任齐国的"太仓长"，所以人们又称他为"太仓公"或"仓公"。据《史记·扁鹊仓公列传》记载，他从小爱好医学，曾拜名医公孙光、公乘阳庆为师。汉文帝时，淳于意遭人诬告被捕入狱。他的女儿缇萦直接向汉文帝上书，他才被释放回家。后来，汉文帝召见淳于意，详细询问了其学医、诊治疾病的情况。淳于意一一回答，详尽地介绍了曾经治疗过的 25 个病人的姓名、性别、里居、职业、疾病、治疗、疗效、预后等情况。他的回答被史官记录了下来，后来司马迁将这些内容载录于《史记》中，称为"诊籍"，成为我国现存最早的医案记录。

（二）华佗

华佗是东汉时期杰出的医学家，《后汉书》和《三国志》均为他专门立传。华佗，字元化，又名旉，沛国谯（今安徽省亳州市谯城区）人。华佗精通临证各科，长期在民间行医。据记载，他精于外科手术治疗。《后汉书·华佗传》曰："若疾发结于内，针药所不能及者，乃令先以酒服麻沸散，即醉无所觉，因刳破腹背，抽割积聚；若在肠胃，则断截湔洗，除去疾秽；既而缝合，傅以神膏，四五日创愈，一月之间皆平复。"华佗给病人使用"麻沸散"进行全身性麻醉，然后施行腹部手术。这是世界上最早有记载的麻醉药。

拓展阅读

麻沸散

华佗麻沸散的组方未见记录。日本医学家华冈青洲经研究，认为主要药物有曼陀罗花、川芎、白芷、乌头、天南星等。他试制此药用于试验，果然有麻醉的效果，给一些病人进行麻醉手术也取得了成功。

据《后汉书·华佗传》记载，华佗提倡积极进行体育锻炼，曾对他的弟子吴普说："人体欲得劳动，但不当使极（过度）耳。动摇则谷气得消，血脉流通，病不得生，譬犹户枢不朽是也。是以古之仙者为导引之事，熊经鸱（chī，鹞鹰）顾，引挽腰体，动诸关节，以求难老。吾有一术，名曰五禽之戏：一曰虎，二曰鹿，三曰熊，四曰猿，五曰鸟。亦以除疾，并利蹄足，以当导引。"吴普长期练习五禽戏，寿至 90 余岁。

由于华佗医术精湛，晚年被曹操征召至许昌。曹操曾患有头风病，华佗施行针刺疗法止其头疼。因华佗不愿长期留在曹操身边当侍医，最终遭曹操杀害。《后汉书·华佗传》张翼《补注》中记载，华佗在监狱时，告诉姓吴的狱卒说："我如果死了，家里有一个青囊，里面的医书送给你。"狱卒拿华佗的信去他家取书，但狱卒的妻子却把青囊一把火烧了。于是华佗的医药经验失传了，后人也因此将"青囊"作为中医医术的代称，成为典故。

现存的古代医学著作中，有一种《中藏经》据说为华佗所作，近代还流传有《华佗神医秘传》和《华佗神方》等书，这些均为后人伪托。

▶ **参阅线上平台视频：2.4.2 神医华佗**

（三）涪翁与郭玉

涪翁是东汉初年针灸医家。据《后汉书·郭玉传》记载，他喜欢游历各地行医，还经常钓鱼于涪水之上。他精于诊脉和用针，撰写了《针经》《诊脉法》等书，均佚。他的医术传给程高，程高又传给郭玉。

郭玉在东汉和帝时期官至太医丞，善于诊脉与针灸。汉和帝想考验他的医术到底如何，故意让手腕白嫩的一名后宫宠臣与一位女子置身于帷帐里，各自伸出一只手让郭玉诊脉，郭玉很快分辨出这是两个人，得到汉和帝称赞。据说郭玉为贵人治病时，疗效往往不很满意。皇帝派一个贵人患者换上贫寒人的农服，并变换居处，请郭玉诊疗，郭玉一针而愈。皇帝诏问郭玉原因，郭玉回答说："医之为言，意也。腠理至微，随气用巧，针石之间，毫芒即乖。神存于心手之际，可得解而不可得言也。夫贵者处尊高以临臣，臣怀怖慑以承之。其为疗也，有四难焉；自用意而不任臣，一难也；将身不谨，二难也；骨节不强，不能使药，三难也；好逸恶劳，四难也。针有分寸，时有破漏，重以恐惧之心，加以裁慎之志，臣意且犹不尽，何有于病哉？"此后"医者意也"也成为后世常用术语，用以说明医生应全面考虑和综合分析实际情况，灵活地运用治疗方法。

三、医药典故

汉代还有不少与医药有关的典故。有些典故的来源虽然带有神奇色彩，但也寄托着古人期盼高明医生和良好医术的愿望。它们已属于中国典故文化的一部分。

（一）杏林

董奉，字君异，侯官（今福建闽侯）人。生活于约公元二三世纪间，是三国时期吴国的著名临床医学家。据晋代葛洪《神仙传》记载，他曾长期隐居在庐山，平时为百姓诊病疗疾。行医时从不向病家索取诊费，只要求每个被治好的患者帮他栽种一棵或数棵杏树。由于患者众多，几年之后，杏树成林。每年待到杏子成熟的季节，董奉在林中放置盛器，张榜说明：欲买杏者，一器谷换一器杏，自行换取。这样换来的粮食，除供自己用之外，多余的用来赈济贫困孤寡和无依无靠的人。传说杏树林中常有虎豹守护，如有人偷杏或以少量粮食换多量杏子，虎豹便出来追咬。这个故事就是有名的"虎守杏林"典故。"杏林"二字成为中医的代称，人们常用"杏林春暖"赞颂医生医术高明。

（二）橘井

"橘井"的典故来自《列仙传》。据载，汉文帝时桂阳郡（今湖南郴州）有个叫苏耽的人，从小丧父，与母亲相依为命。苏耽年长后研习道术。一天，突然天空鼓乐齐鸣，神仙自天上乘龙而下，降落苏宅。苏耽告诉母亲说，自己修成正果，要去当神仙了。他又说明年天下将流行瘟疫，并指着院中的井和井边的橘树说井水和这棵橘树能够治疗瘟疫。第二年，果然瘟疫大作。苏耽的母亲按照儿子的嘱咐，用井水泡橘叶，广施病人，饮者立愈。后来人们为纪念苏耽，将他的故乡改名为苏仙岭，建有"苏仙观"。"橘井流芳"也成为赞颂医生的说法。

（三）悬壶

《后汉书·方术列传》记载，东汉有个叫费长房的人，见市面上有一个卖药老翁，"悬一壶于肆头，及市罢，辄跳入壶中"。"壶"即葫芦。费长房于是拜他为师，学了不少法术和医术。后人将此老翁称为"壶翁"，"悬壶"成为指代行医的常用典故。

经过漫长的积累，在优秀的中华文明的哺育下，中医药学从经验上升为理论，到汉末时理法方药已逐渐完备，从此不断发展，日益成熟。

▶ **参阅线上平台视频：2.4.1 医林典故**

【课后练习】

线上平台学习者完成平台发布的本章测验题。

【思考题】

1.《黄帝内经》的主要内容是什么？

2.《神农本草经》的主要内容是什么？

3.《伤寒杂病论》的主要成就是什么？

第三章

提高与充实

（两晋南北朝至隋唐五代，280—960）

学习说明

这一时期，医学经典得到进一步的整理，临床知识逐渐向专科化发展，中医理论和临床的研究均不断深入。同时还可以看到，隋唐时期的繁荣统一，促进了医药学知识的系统整理和医学教育的发展。由于历史记录和文献存留逐渐丰富，本章起将出现比较多医家和医著名称，对其中的主要者应当熟悉并记忆。

两晋南北朝至隋唐五代时期，中国社会经历了大乱和大治交替出现的剧烈振荡。魏晋南北朝长期动荡混乱，严重时甚至出现"白骨露于野，千里无鸡鸣"的惨象，科学技术得不到持续的积累。隋唐时，全国再度统一并且版图扩大，唐代开创了贞观、开元时期的盛世，此时的中华文明挺立于世，以海纳百川的气魄吸收世界各国文明，促进了科技文化的发展。

第一节　制度、文化与医药

两晋南北朝至隋唐五代时期，我国的政治和教育制度不断发展，儒、道、佛三教的思想对社会文化产生重要影响。在此背景下，中医药的理论与传承均有新的特点。

一、医学传承的发展

师徒传授和家世相传，是我国古代医学教育的传统方式。魏晋南北朝以来，开始了官办医学教育，隋唐时期学校式医学、药学教育的创办，大大推动了我国中医药教育的发展。

（一）两晋南北朝的医学世家

两晋南北朝时，医学传承比较显著的特点是世家相传，出现了东海徐氏、吴兴姚氏等著名医学世家。

东海徐氏医学世家的开创者是徐熙，字仲融，东晋东莞（山东沂水）人，后徙居丹阳，好黄老之术，相传他隐居秦望山时，得《扁鹊镜经》一卷，于是精通医道。他的儿子徐秋夫继承医学，此后代代相传（图3-1）。

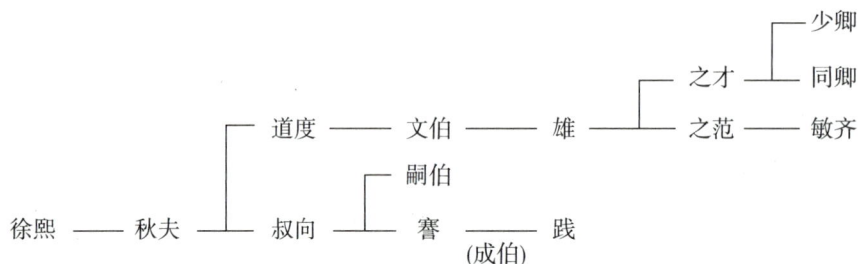

图3-1　东海徐氏医学传承图

其中徐道度曾任刘宋兰陵太守，宋文帝称赞说："天下有五绝，而皆出钱塘。""五绝"之一就是"道度疗疾"。他的儿子徐文伯据载著有《徐文伯药方》等书，已佚。至第六代的徐之才，曾先后入仕梁、北魏、东魏、北齐，著有《徐氏家传秘方》《药对》等，在药学上首次提出宣、通、补、泻、轻、重、滑、涩、燥、湿"十剂"分类法，对后世医学颇有影响。

吴兴姚氏医学始于梁时姚菩提，吴兴武康（今浙江德清）人，曾任高平令，精于医学。其子姚僧垣（499—583）幼通文史，兼精医术，先是在梁大同九年（543）领殿中医师，十一年（545）转领大医正。他医术高妙，曾治武帝发热病，说大黄乃是快药，不宜轻用，武帝不听，结果导致病势危笃。梁元帝得病时，众太医均力主用平药，但姚僧垣根据病情，主张"非用大黄，必无差（chài，病愈）理"，服后果愈，获赐钱百万。后来姚僧垣入仕北周，于天和元年（566）加授车骑大将军、仪同三司大将军，大象二年（580）任太医大夫。姚僧垣著有《集验方》12卷，现存辑佚本。姚僧垣次子姚最也继承了医术。

医学知识的家族式传承在古代很常见。东海徐氏和吴兴姚氏由于在朝廷中出任要职因而广为人知。

（二）医学教育的肇始

据《唐六典》记载，南朝宋元嘉二十年（443），"太医令秦承祖奏置医学，以广教授"，这是我国官办医学教育的最早记载。秦承祖精于方药，撰有《药方》《本草》《脉经》《偃侧杂针灸经》《偃侧人经》《明堂图》等书并为教学所用，成为中国官方医学教育的创始人。此后南齐时在太常寺内设保学医二人，教授医学；北魏时在太医署中设太医博士、太医助教。

隋朝时，在太常寺下设太医署，开展医学教育和药学教育两类，分医师、按摩、咒禁和药学四科，首创医学分科教育。编制设有医科博士2人，助教2人，医师200人，医学生120人；按摩博士20人，按摩师120人，按摩生100人；咒禁博士2人，主药2人，药园师2人等。

唐朝沿袭隋制，在教育行政管理、分科、学制、课程设置及考核等方面更加完备。太医署是最高医学教育机构，设有令2人、丞2人，医监4人、医正8人、府2人、史4人、掌固4人等。在医学教育方面，设医、针、按摩和咒禁四科。分设有医博士、针博士、按摩博士、咒禁博士各1人，下设有助教，又分置医师、针师、按摩师、咒禁师和医工、针工、按摩工、咒禁工以佐之，掌教医生、针生、按摩生、咒禁生。

根据记载，当时医科先教授学生《神农本草经》《针灸甲乙经》《脉经》等经典，后分以下五个专科学习，即体疗（7年）、少小（5年）、疮肿（5年）、耳目口齿（4年）、角法（3年）。针科先教授学生经脉孔穴，使识浮、沉、滑、涩之候，后授九针的补泻方法。按摩科教授消息导引法，以除八疾（风、寒、暑、湿、饥、饱、劳、逸）。咒禁科教授学生能用咒禁拔除邪魅以治疾病。此外，有严格的月、季、年考试制度，规定学生如学习九年仍不及格者，即须退学。

拓展阅读

咒 禁

咒禁是古代带有宗教色彩的巫术类治疗方法，也叫祝由疗法，具有一定的精神心理治疗作用。唐代由于佛教和道教盛行，因此他们的宗教治疗手段也被列为太医署专科。在敦煌出土文书中还可以看到一些咒禁方。

太医署附设药园1所，是开展药学教育的机构。药园设府2人、史4人、掌固4人、主药8人、药园师2人、药园生8人、药童24人。其中药园生招收16～20岁的青年，跟随药园师学习药物的栽培、采集、炮制、制剂、使用等方面的知识。

唐朝太仆寺还设有兽医博士，有兽医600人，招收学生100人，开展兽医学科教育。

唐朝政府还大力推行地方官办医学教育，如京兆、河南、太原三府，设有博士1人、助教1人、学生20人。都督府州均设医学教育，各县有掌"医药陈设之事"的官员。

由于唐朝太医署制度完备且持续发展，故被称为世界上最早的医科学校。

▶**参阅线上平台视频：3.3.2 大唐太医署**

二、社会文化与医药发展

三国魏晋时期，出现魏晋玄学思潮。提倡玄学的知识分子注重发挥《易经》《老子》《庄子》这"三玄"典籍的思想，主张"越名教而任自然"，谈玄论道之风盛行。与此相伴随的是服食"寒食散"的流行。"寒食散"又叫"五石散"，一般由石钟乳、紫石英、白石英、石硫黄、赤石脂五味矿石药合成，因药性燥热，服后须寒饮、寒食、寒衣、寒卧以散热，当时不少文人借此以放浪形骸。但"寒食散"多为燥烈剧毒之药，久用可引起严重中毒，结果不少人深受其害。《诸病源候论》《备急千金要方》等医学著作都有专篇讨论如何解"寒食散"之毒。

两晋南北朝时期，道教和佛教均得到较大的发展。吕思勉《两晋南北朝史》说："二家为行其教计，于医药等便民之术，亦多所研习也。"许多道教和佛教人物精通医药。

东晋时，道教出现了以崇奉《上清经》为特征的"上清派"，所信奉的经书之一是《黄庭内景经》，强调存思、行气、咽津、叩齿等炼养方法，对后世养生很有影响。南北朝时，陆修静对上清派道教进行改革，整顿道教组织形式，使得上清派"传经宗坛，教法大备"。梁时，陶弘景隐居句容茅山，弘扬上清经法，使茅山成为道教上清派的中心，后世又称上清派为"茅山宗"。另一道派是以信奉、传承《灵宝五符经》系而形成的灵宝派，其始祖为汉末晋初的葛玄。葛玄的弟子郑隐又将道术传与葛玄之侄孙葛洪。陶弘景和葛洪都是著名的医药学家，陶弘景编集的《真诰》七篇和葛洪所著的《抱朴子内外篇》等道教著作中，均有不少医药养生内容。

这一时期，道教炼丹术的发展产生了多方面的影响。炼丹的原料往往是矿物质，在高温炼制过程中会出现各种变化，炼丹术士的记载成为后世化学的先驱。例如"丹砂烧之成水银，积变又还成丹砂"，其原理是煅烧红色的丹砂（硫化汞）可使其中所含的硫变成二氧化硫（$HgS+O_2 \rightarrow Hg+SO_2$），而游离出银色的金属汞，再继续加热，最后又生成赤色结晶（实际是氧化汞）。这些丹药含有汞、铅、砷、硫等化合物，有的外用对于外科疾病有治疗作用，但内服有较大毒性。当时一些贵族甚至帝王企图以丹药获得长生，常常中毒受害。隋唐时期道教又兴起"内丹"的说法，主张以人身精、气、神为材料以"炼"成"内丹"，作表著作有托名钟离权和吕洞宾的《钟吕传道集》、司马承祯的《服气精义论》等，对养生学术产生了一定影响。

▶ 参阅线上平台视频：**3.1.1 宗教与服石炼丹**

佛教在西汉末传入中国。东晋时后秦高僧鸠摩罗什在长安翻译了《摩诃般若波罗蜜多心经》《妙法莲华经》《维摩诘经》等多种大乘经论，促进了大乘佛法进入中国文化。唐代的玄奘赴印度佛教中心那烂陀寺等处学法取经，归国后于长安弘福寺译经，共翻译了佛教大小乘经论75部1335卷。唐代义净法师先后周游南亚30余国，共带回经书400余部，后来翻译佛经共230卷，是武则天时期翻译佛经最多的高僧。中晚唐时期，中国化的禅宗成为汉传佛教的主流。

佛教知识体系分为"五明"，其中的"医方明"即指医学知识。佛教传入中国后，古印度及西域的医学理论、治疗方法、卫生保健等内容，随着佛经的翻译和传播进入中国，对中医药学产生了一定的影响。晋朝时医僧支法存、仰道人以善治脚气等病著称。南朝陈至隋时天台山僧人智颛所著的《修习止观坐禅法要》（又名《童蒙止观》），对佛教的"禅定"养生方法有深入论述。佛教思想注重慈悲救苦，洛阳龙门石窟有一窟建于北齐时期的"药方洞"，内有刻于唐代的200余首（含针灸方27首）民间医药验方，具有简便廉验的特色。

在唐代，源自印度、通常由僧人施行的"金针拨障术"也非常流行。"金针拨障术"是古代医学家对白内障眼病施行的一项手术。唐代大诗人白居易有诗写道："案上漫铺龙树论，盒中虚捻决明丸。人间方药应无益，争得金篦试刮看。"诗中的"篦"是一种刀具，后世称为"金针"；所谓《龙树论》据说就是记载有此术的印度医书。唐代文学家杜甫、刘禹锡也都有关于这种手术的诗句，说明"金针拨障术"在唐代的确已广泛流传。

拓展阅读

金针拨障术

金针拨障术是一种小切口的比较安全的眼部手术。施行手术的医生用像针一样细的小刀，将眼球内混浊的晶状体"拨"开（图 3-2），使患者可以重见光明。这种手术方式简便易行，在古代具有很高的临床价值。

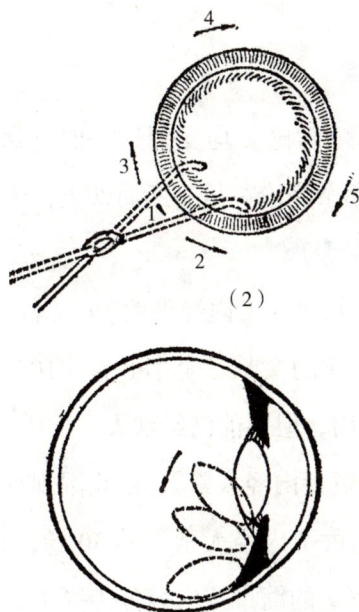

图 3-2　金针拨障术示意图

佛教经中国向外传播时，有的知医僧人也同时传播中国医药文化。如唐代时精通医药的中国僧人鉴真应邀前往日本传播佛教，他历尽艰辛，六次东渡到达日本，除讲律授戒外，还积极进行医药活动。现今日本奈良东大寺正仓院，还收藏有部分唐朝传去的药物。据传鉴真著有《鉴上人秘方》一卷，惜已失传。日本人民尊称鉴真为"过海大师"。

▶ 参阅线上平台视频：**3.1.2 晋唐中外医学交流**

第二节　医学文献整理与综合性医著

在唐末和五代时期，我国的雕版印刷术才开始萌芽。在此之前，医学文献均通过传抄的方式流传，有的辗转传抄会出现错误，有的因零散而容易佚失。这一时期，对医学文献的注疏整理对医药学术传承起到重要作用；也有一些著名医家注意汇总和发挥前人经验，编成一些内容全备的综合性医著。

一、医学文献的整理

《黄帝内经》和《伤寒杂病论》均受到这一时期医学家的重视。《黄帝内经》出现了多种注释之作，《伤寒杂病论》虽有断简佚失，但尚保存了主要的内容。

（一）对《黄帝内经》的整理

南北朝的齐梁年间，全元起著《内经训解》（又名《素问训解》），是我国已知最早对《黄帝内经》进行校注的文献。全书 8 卷。1057 年后，在北宋校正医书局校注《黄帝内经》时曾有引用，但目前已经佚失。

隋唐时期，杨上善著《黄帝内经太素》，是我国现存最早的《黄帝内经》注本。杨上善的生平不详，所撰《黄帝内经太素》共 30 卷，首开分类研究《黄帝内经》的先河。他将《素问》《灵枢》的篇章按内容分为摄生、阴阳、人合、脏腑、经脉、腧穴、营卫气、身度、诊候、证候、设方、九针、补泻、伤寒、寒热、邪论、风论、气论、杂病 19 大类，在每个大类之下又分若干小类，使与某一主题相关的经文集中在一起。杨上善还对《黄帝内经》原文予以注释，其注释中对有疑义的原文内容注意保存原貌，不轻易改动。该书在宋元时期散佚。由于该书曾传至日本，19 世纪在日本仁和寺发现古卷子抄本。光绪年间，由学者杨守敬从日本影录归国，对于研究《黄帝内经》有重要价值。

唐代，王冰著《注黄帝素问》（又称《次注黄帝内经素问》《黄帝内经素问注》），影响较大。王冰，号启玄子，曾任太仆令，后人称其为王太仆。据王冰在序中说，当时《素问》流传中出现了篇目错乱、文字差讹等问题，更严重的是九卷中少了一卷，仅存 72 篇。王冰自称寻找到完整的内容，于是将全书补齐，又对篇目和内容进行整理，形成了 24 卷本的《素问》，并且依一定顺序排列，大致为：摄生、阴阳、藏象、诊法、病机、病证、经穴、运气、治法等。同时，他对原文进行训诂解释，对经文的意旨进行发挥，颇有见地。例如对《素问·至真要大论》"诸寒之而热者取之阴，热之而寒者取之阳，所谓求其属也"这句话，王冰注解说："言益火之源，以消阴翳，壮水之主，以制阳光，故曰求其属也。"这句话成为中医学调整阴阳的法则，为后世所传颂。

拓展阅读

益火之源，以消阴翳；壮水之主，以制阳光

"火之源"指阳，"益火之源"指补阳可以消除阴寒带来的影响（即"阴翳"）。"水之主"指"阴"，"壮水之主"指补阴可以消除过盛的阳热表现（即"阳光"）。这句话体现了中医学根据阴阳对立关系确立临床治则的思维。用壮、益的字眼，则表明这是指人体的阳或阴相对不足时出现的虚寒或虚热情况。

王冰为《素问》所补充的篇章主要有《天元纪大论》《五运行大论》《气交变大论》《五常政大论》《六微旨大论》《六元政纪大论》《至真要大论》，合称"七篇大论"。后人对它们是否为《素问》原文，尚存在疑义；但公认其中所阐述的医学道理非常深刻，特别是运气学说，对后世产生了重要影响。

▶ 参阅线上平台视频：3.2.7 文献大师王冰、王焘（前半部分）

（二）对《伤寒杂病论》的整理

《伤寒杂病论》成书后，在战乱中散失了。一些医家对其内容进行搜集、整理和编次，以晋代王叔和和唐代孙思邈贡献最大。

王叔和，名熙，高平（一说今山东省微山县，一说今山西高平）人。生卒年代不详，生活于约公元3世纪。魏晋时期著名医学家，曾任太医令。他将散在的仲景遗论搜集、整理、编次，独立传世，后来经过宋代林亿等人校正刊行，即现在的《伤寒论》。书中的《伤寒例》等篇章，有学者认为是王叔和撰写，对于理解张仲景

的学术思想也有价值。

唐代著名医学家孙思邈在他的著作《千金翼方》卷 9 和卷 10 中收录了《伤寒论》的主要内容，而且对体例进行了整理。他采用"方证同条，比类相附"的方法，即将《伤寒论》原文按方证比类归附，例如除了将与桂枝汤有关的条文编在一起外，还将桂枝汤加减运用、使用宜忌，都归入桂枝汤方下，这有助于从方证角度研究《伤寒论》。孙思邈的著作有的版本未经过宋代林亿等人校正改动，其所收录的这部分《伤寒论》内容被称为"唐本"，对《伤寒论》的文献研究很有价值。

二、综合性医著

兼载临床各科病证和方药的著作被称为综合性医著。这类著作中，以葛洪的《肘后救卒方》、孙思邈的《千金方》和王焘的《外台秘要》最为有名。

（一）葛洪与《肘后救卒方》

《肘后救卒方》简称《肘后方》，成书于 3 世纪，作者为晋代葛洪。该书后来经梁代陶弘景增补，改名为《补阙肘后百一方》。又经金代杨用道增补，后来通用名称为《肘后备急方》。

葛洪（283—363），字稚川，自号抱朴子，丹阳郡句容（今江苏省句容县）人，晋代著名的道教理论家、医药学家和炼丹家。他出身于名门望族，祖父葛玄是三国时吴国的吏部尚书，父亲葛悌出任过吴国的中书郎等要职。葛洪 13 岁时父亲去世，他师从叔祖父葛玄弟子郑隐学习炼丹术。303 年，葛洪因平息农民起义有功，被任命为伏波将军，赐关内侯。后来为求炼丹材料，上表请求到勾漏为县令，南下后居留于广东罗浮山直至去世。他在南方曾拜南海太守鲍靓为师，鲍靓将女儿鲍姑许配给他。鲍姑精于灸法治病。

葛洪曾汇集当时各种医方，编撰成大型医书《金匮药方》100 卷（已佚）。后为便于携带检索，筛选其中有关常见病、急性病等的药方，简编成《肘后救卒方》。"肘后"即指随身携带以备急用。因此本书也被称为现存最早的急症诊治专著。

《肘后救卒方》虽然是简编，但内容完备，包括外感、内伤及创伤等各种急症。书中所载救治急症方法的特点是"简、便、廉、验"。有很多内容在后世体现出重要价值。例如最早记载以青蒿等药治疟疾，最早记载天花、沙虱（恙虫病）等流行病，最早记载对狂犬病的免疫治疗等。书中还记载了各种急症治疗技术，如人工呼吸法、洗胃术、救溺倒水法、腹穿放水法、导尿术、灌肠术等。此外，对针灸疗法也有较多阐述，是记载隔物灸的最早文献。

拓展阅读

青蒿治疟

葛洪在《肘后备急方·治寒热诸疟方》中记载："青蒿一握，以水二升渍，绞取汁，尽服之。"2015年诺贝尔生理学或医学奖获得者、中国药学家屠呦呦在筛选传统治疟中药时，敏感地注意到此方没有采用一般的煎煮方法，可能与疗效有一定关系，因而改用低温方法，成功地从青蒿中提取出了抗疟有效成分青蒿素。

▶ **参阅线上平台视频：3.2.1 急证大师葛洪**

（二）陈延之与《小品方》

《小品方》又称《经方小品》，南朝宋医家陈延之撰。原书12卷，曾被隋唐政府规定为学医者的必修教材。此书一度亡佚，后来在日本东京发现镰仓末期钞本残卷，并有研究者的辑复本。

本书内容包括内、外、妇、儿、急症各科，以及服石解散、本草药性与灸法要穴等内容。书名中的"小品"，意为启蒙之书，陈延之在序言中说，依此书入门后有所领悟，才可以进一步研读"大品"，即更高深的医著。书中精选上自张仲景、下迄范东阳等人著作中的古今经方，并且注重因时因人因地制宜，指出"男女长少殊耐，所居土地温凉有早晚不同"，不可一概论治。本书首次明确记载"瘿病"，即地方性甲状腺肿大。另外还有"消渴者，原其发动，此则肾虚所致，每发即小便至甜"的记载，是研究糖尿病的重要史料。

拓展阅读

消渴病

"消渴"是古代病名。"消"指消瘦,"渴"指口渴。糖尿病患者常具有这两个典型症状。因此古代所说的"消渴"有很大一部分可以对应于现代的糖尿病。而《小品方》提到此类患者"小便至甜",印证了这一点。

(三)孙思邈与《千金方》

《千金方》是孙思邈两种著作《备急千金要方》和《千金翼方》的合称。全书内容广博,被誉为唐代的医学百科全书。

孙思邈(581—682,一说541—682),京兆华原(今陕西铜川)人。他自幼羸弱多病,18岁时立志学医,并刻苦钻研经史诸子百家学说。由于孙思邈才华出众,医术高超,民间流传着他的种种传奇。例如传说他曾治愈猛虎,并以虎为坐骑;又曾用针治愈泾河龙王,得龙王赐龙宫仙方。后来孙思邈被民间尊为"药王",其造像就以"坐虎针龙"为特征。

据记载,唐太宗、唐高宗均曾欲召孙思邈为官,但他皆婉言辞谢。当时文人孟诜、卢照邻都拜他为师。《旧唐书·孙思邈传》记载,孙思邈就应对疾病的态度提出要"胆欲大而心欲小,智欲圆而行欲方",成为著名格言。

孙思邈在71岁时,写成《备急千金要方》30卷,他认为"人命至重,有贵千金,一方济之,德逾于此",故以"千金"命名此书。30年后又写成《千金翼方》30卷。两书合称《千金方》,内容包括了中医内、外、妇、儿、五官各科及解毒、急救、食治、按摩、脉学、针灸、本草等。其成就可以概括为以下几个方面。

1. 重视医学道德和职业规范

《备急千金要方》总论中,有"大医精诚"和"大医习业"两篇,系统地阐述了医生的职业要求和道德规范。孙思邈认为,医生要有"誓愿普救含灵之苦"的精神,对待病人要"普同一等","皆如至亲",不分贵贱、美丑、智愚都要一心救治。诊病时"不得多语调笑……道说是非,议论人物,炫耀声名"。对待同行不能"訾毁诸医,自矜己德"。同时指出,要学好医学应该博通天文地理等知识以触类旁通。

这些思想对后世影响很大。

2. 重视脏腑分证，集医方大成

《千金方》对内科疾病以脏腑为纲进行归类，每个脏腑先论述其生理、脉象和辨证要点，然后分述各脏虚实，后列该脏腑相关病证。这种分类法对后来的中医内科有重要影响。在治疗方面，《千金方》汇集唐以前医方 6500 余首，广泛收录了大量古方和当时流行的验方，还吸收少数民族和国外传入的医方，保存了大量当时的医疗经验。

3. 对药物记载详尽

孙思邈对药物的采集、炮制、产地等有较深入的研究。《千金翼方》载药 800 余种，详论药物产地、采收时节、加工炮制、性味、功用、主治、别名等。书中按唐代十个道的区划，分别记载了 133 个州的 519 种道地药材，后世认为"道地药材"的说法即源于此。

拓展阅读

道地药材

道地药材又称地道药材，是指经过中医临床长期应用优选出来的，在特定地域通过特定生产过程所产的药材。较其他地区所产的同种药材品质佳、疗效好，具有较高的知名度。例如四川黄连、吉林人参、浙贝母、江油附子等。

4. 重视食疗与养生

孙思邈在《备急千金要方》中专设"食治"门。他指出："食能排邪而安脏腑，悦神爽志，以资血气……夫为医者，当须先洞晓病源，知其所犯，以食治之，食疗不愈，然后命药。"认为饮食调养先于临床治病。书中论述了 154 种瓜果蔬菜、五谷杂粮、鸟兽等食物对人体疾病的防治作用。此后，他又注重从衣、食、住、行诸方面论述养生，其中包括养性、劳形、饮食、房中和禁忌等部分，形成了较为完整的养生学体系。养性主要是道德、情绪（心理）和习惯的修养及其养生效用；劳形是身体运动对增强体质的作用及导引、行气等操作方法；饮食包括饮食养生原则、食物的选择、饮食习惯和饮食疗法；房中指养生的性生活原则及其保健方法；禁忌是人们在日常生活中预防疾病的各种行为。孙思邈还总结了一些按摩养生的具体方法，迄今仍有实用价值。

▶ **参阅线上平台视频：3.2.9 全科大师孙思邈**

（四）王焘与《外台秘要》

《外台秘要》又称《外台秘要方》，编撰者是唐代的王焘。"外台"，即兰台，指古代宫廷藏书之处。

王焘生活在约690—756年，陕西郿县（今陕西眉县）人。他出身于世代官宦家庭，后来曾担任过徐州司马、房陵太守等官职。他自幼多病，喜好医术，后来因管理宫中藏书的弘文馆，得以广泛阅读医学文献。经过20年"废寝辍食，锐意穷搜"，于天宝十一年（752）编成了《外台秘要》。

《外台秘要》全书40卷，1104门，载方近7000首。本书最大的价值是汇集了当时众多的医学文献。据记载共引前人文献69种，引用条文达2802条，所引资料均注明书名、卷次，有许多已亡佚的古籍赖此书得以保存并流传。故王焘被后世誉为中医文献整理"大师"。

以书中记载的黄疸的鉴别诊断为例，引用《必效方》的内容说："每夜小便中，浸白帛片，取色退为验。"即通过白帛浸染病人的小便，观察黄颜色的深浅，并以此来判定黄疸的进退。由于《必效方》已经失传，这些经验有赖于王焘的整理才得以存世。

▶ **参阅线上平台视频：3.2.7 文献大师王冰、王焘（后半部分）**

第三节　专题医药著作和临床专科的发展

随着医学理论与临床的发展，这一时期出现了不少重要的专题和专科著作，使中医药各个领域都不断完善和充实。

一、药学专著

这一时期，药学得到了较大的发展，流传下多种重要著作。

（一）《本草经集注》

南朝时陶弘景以《神农本草经》为基础，加上他在《名医别录》中收录的魏晋名医资料，进行补充和注释，撰成《本草经集注》。

陶弘景（约452—536），字通明，晚号华阳隐居，丹阳秣陵（今南京，一说江苏句容市）人。他自幼好学，19岁时被朝廷招聘为诸王侍读，在宫中任职。因深受道教思想影响，他在40岁时辞官隐居，遍游名山。梁武帝萧衍对他非常器重，每遇大事，都要派人进山征询他的意见，故人们称陶弘景为"山中宰相"。

陶弘景认为《神农本草经》问世以后，陆续出现不少新的本草著作，互有得失，因此进行汇集编辑，撰成《本草经集注》7卷。该书主要有以下特点：

1. 收载药物730种

《本草经集注》收载《神农本草经》原有的365种药物之外，据魏晋名医的资料增加了365种，合为730种。他在撰写时，对《神农本草经》原文用朱笔书写，对新加内容用墨笔书写，其个人见解则双行小注书写，内容结构相当清晰。

2. 首创按药物自然属性分类法

《本草经集注》按照药物的自然属性分类，将其分为玉石、草木、虫兽、果菜、米、食、有名无用等7类。除有名无用类外，在每一类又分为上、中、下三品，上承《神农本草经》的传统。这种分类方法有利于人们归类和查找药物，为后世本草学沿用。

3. 创立了"诸病通用药"

陶弘景首次创立"诸病通用药"的药物分类法，即以病为纲，其下列出可治疗该病的药物，并注明药性冷热。这一分类法便于临床应用。

《本草经集注》原书已佚，不过主要内容多被收录在后世的本草著作中。此外，在敦煌曾出土唐以前《本草经集注》写本的残卷，在吐鲁番也曾出土《本草经集注》残简断片。

▶ 参阅线上平台视频：3.2.4 本草大师陶弘景

（二）《雷公炮炙论》

药物炮制（又称"炮炙"）指对中药进行加工的各种技术。已知最早的药物炮制学专著是《雷公炮炙论》，该书为雷敩所撰。关于作者所属朝代有多种说法，如南朝刘宋、隋或北宋等。一般认为成书于唐代以前，后来经过多人增删。

《雷公炮炙论》原书 3 卷，书中载药 300 种。序言说明该书"直录炮、熬、煮、炙，列药制方"的主旨，其中"炮"是指把药物放在热铁锅里炒，使它焦黄爆裂；"熬"和"煮"都是加水煮，但前者时间较长；"炙"是把药材与液汁辅料同炒，使辅料渗入药材之内。正文逐个介绍了各种药物的鉴别、修治和切制、火候等知识。

《雷公炮炙论》原书早佚，其内容多被其他著作引用。1932 年民国张骥有辑复本，辑佚文 180 余条。

拓展阅读

炮 制

炮制是指中药材在应用或制成制剂前，进行必要加工处理的过程。又称炮炙、修事、修治等。中药生药经过一定的炮制处理，可以达到使药材纯净、矫味、降低毒性和干燥而不变质的目的。另外，炮制还有增强药物疗效、改变药物性能、便于调剂制剂等作用。中药炮制方法通常分为修制（如切）、水制（如浸）、火制（如炮）、水火共制（如煮）和其他制法 5 大类。

▶ 参阅线上平台视频：3.2.5 炮制大师雷敩

（三）《新修本草》

《新修本草》又称《唐本草》，由唐代政府组织编撰，因此被称为古代的国家药典，比西方最早的药典——纽伦堡药典（1535）早 800 多年。

本书由唐代名臣长孙无忌、李勣领衔，以苏敬为实际负责人，共有 23 人参加编写，于唐显庆四年（659）编成。为编写此书，朝廷"普颁天下，营求药物"，通过类似于普查的方式，结合实际进行编写，因此具有很高的权威性。全书共 54 卷，分为三部分：第一部分为正经 20 卷、目录 1 卷，共收药 844 种，比《本草经集注》新增药物 114 种，并沿用了自然属性分类法。该部分目前只有敦煌出土以及日本抄录的部分残卷存世，不过大部分内容还可通过后世著作如《经史证类备急本草》等的引录而辑复。第二部分为药图 25 卷，目录 1 卷。第三部分为图经 7 卷，对药物进行绘图并对特征加以描述。后两部分均已亡佚。

《新修本草》在药物学发展史上影响甚大。《旧唐书·职官志》载唐政府曾规定该书为医学生必读书籍。日本平安时代中期延喜五年（905）编纂的律令《延喜式》载"凡医生皆读苏敬《新修本草》"，并规定需读"三百一十日"。

▶ 参阅线上平台视频：**3.3.1 药典的诞生**

（四）《本草拾遗》

《本草拾遗》的作者陈藏器，唐代中期四明（今浙江宁波鄞州区）人，生卒年代不详。他在开元二十七年（739）撰成《本草拾遗》10 卷。所谓"拾遗"，指在《新修本草》的基础上进行增补。在引用经史百家书籍的基础上，新增药物达 692 种。陈藏器把药物功能分为宣、通、补、泄、轻、重、滑、涩、燥、湿 10 种，即"十剂"理论，丰富了药学及方剂学基本理论。《本草拾遗》原书已佚，现代学者尚志钧有辑释本。

（五）《海药本草》

"海药"指海外传来的药物，因此《海药本草》是最早论述外来药的专书。著者李珣，生卒年不详，为波斯裔，其祖上来到中国定居，其家世售香药为业。约在 10 世纪中期李珣撰成《海药本草》6 卷，对外来药物的出产国、性味、形态、真伪优劣、产地、主治等介绍均较简明扼要。原书早佚，现代学者尚志钧辑得佚文 131 种。

二、脉学与证候学专著

马王堆出土医书及《黄帝内经》中均有许多关于脉学的记载，至晋唐时期出现了《脉经》等脉学专著。隋时还出现了第一本病因证候学专著《诸病源候论》。

（一）《脉经》

晋朝王叔和所撰的《脉经》，是我国现存最早的脉学专著。

王叔和《脉经》序指出，"脉理精微，其体难辨"，医者常"在心易了（明白），指下难明"，《黄帝内经》《难经》中的脉学内容又分散且难解，于是他总结前代医家的经论要旨，载录论脉之说，撰成《脉经》10卷。该书主要成就有如下几点：

1. 确立寸口诊法的脏腑定位

《脉经》主要采用"寸口诊脉法"，并首次提出腕后高骨为关、关前为寸、关后为尺的"寸口三部定位法"，明确以左手寸关尺分主心肝肾、右手寸关尺分主肺脾肾（命门）（图3-3）。这一定位为后世脉诊的发展奠定了基础。

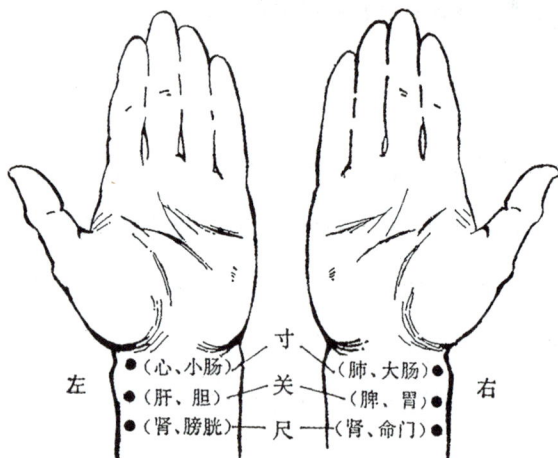

图 3-3　寸口诊法脏腑分配图

2. 整理界定 24 种脉象名义

《黄帝内经》等古医籍中脉象名称繁多，含义缺乏界定。王叔和对脉象的名称和形态描述加以规范统一，归纳为浮、芤、洪、滑、数、促、弦、紧、沉、伏、革、实、微、涩、细、软、弱、虚、散、缓、迟、结、代、动 24 种，并描述了各种脉象的形态特征和指下感觉。如说"浮脉，举之有余，按之不足""沉脉，举之不足，按之有余""滑脉，往来前却流利，展转替替然，与数相似"等，使脉象有了明确的指下标准。由于诊脉全凭指下感觉，很难用语言描述清楚，书中还对 8 对相似的脉象做了对比鉴别，如说："浮与芤相类，弦与紧相类，滑与数相类，革与实相类，沉与伏相类，微与涩相类，软与弱相类，缓与迟相类。"并对区别做了进一步的说明。

3. 说明脉象的临床意义

《脉经》对不同脉象的诊断意义作了简要的概括，如说"寸口脉迟，上焦有寒……关脉迟，胃中寒……尺脉迟，下焦有寒"等。同时书中又注重将脉、证互参，指导临床治疗，如云"关脉微，胃中冷，心下拘急，宜服附子汤、生姜汤"等。

▶ **参阅线上平台视频：3.2.2 脉学大师王叔和**

（二）《诸病源候论》

《诸病源候论》是首部病因证候学专著，由隋代太医博士巢元方等人奉诏编撰。全书 50 卷，分 67 门，有 1739 论，详述了各科疾病的病因、病机、症状体征等，是全面论述病因病理和诊断辨证的专著。该书有如下几个特点：

1. 详论病源，有所创见

本书对每种疾病发病的外界因素和内在原理均作了说明。如说："咳嗽者，肺感于寒，微者则成咳嗽也。肺主气，合于皮毛，邪之初伤，先客皮毛，故肺先受之。"说明了疾病症状的成因。还认识到特定疾病的特有成因，对寄生虫病观察也很具体，如"蛔虫候"说："蛔虫者……长一尺，亦有长五六寸。或因腑脏虚弱而动，或因食甘肥而动。"对于传染病的成因则有新的创见，如在"温病令人不相染易候"中指出："此病皆因岁时不和，温凉失节，人感乖戾之气而生病，则病气转相染易，乃至灭门，延及外人。""乖戾之气"病因说在传染病学史上具有积极意义。

另外，本书还指出疾病的发生与体质禀赋有关。如"漆疮候"指出："人有禀性畏漆，但见漆，便中其毒……亦有性自耐者，终日烧煮，竟不为害也。"再如

"婴子小儿注车船候"提到:"无问男子、女人,乘车船则心闷乱,头痛吐逆,谓之注车、注船。特由质性自然,非关宿挟病也。"注车、注船即晕车、晕船。这些内容对于认识疾病很有指导意义。

2. 细析病候,以候分证

中医学认为,"病"与"证"有不同的含义。通俗地说,"病"是基于疾病主要特征的一种命名,而"证"是对疾病即时状态的判断。《诸病源候论》以病为纲目,对病的各个症状都细分论述,如"咳嗽诸病"中对咳嗽短气、咳嗽上气、咳嗽脓血、呷嗽等每种症状的成因和机理都进行逐一分析。同时,每病每候还注意辨证。例如同为咳嗽,就根据症状区分为风咳、寒咳、支咳、肝咳、心咳、脾咳、肺咳、肾咳、胆咳、厥阴咳 10 种咳。

3. 注重"补养宣导"

《诸病源候论》全书专注于病因和机理,对于治法则称"汤熨针石,别有正方",即另求他书,不作著录。但却收录不少养生导引法则。如"寒疝候"说:"蹲踞,以两手举足,蹲极横。治气冲肿痛,寒疝入上下。"还有针对脏腑的"六字诀"法等。这些内容对研究疾病的预防与康复有重要价值。

《诸病源候论》对后世医学发展具有深远影响,为许多医书引用,在宋代还成为医生考试的命题依据。

▶ 参阅线上平台视频:3.2.6 证候大师巢元方

(三)《广成先生玉函经》

《广成先生玉函经》又名《生死歌诀》,为脉学专著,作者是唐末五代的杜光庭。

杜光庭(850—933),字圣宾,号东瀛子,处州缙云(今浙江缙云)人。著名道教学者,曾在浙江天台山修道。唐僖宗时曾供奉麟德殿文章应制,后来追随前蜀王建,赐号广成先生、传真天师。晚年辞官隐居四川青城山。

《广成先生玉函经》为七言歌诀体,分上、中、下三篇,分述脉象的成因与病理,并重点论述了脉象与病证之间的关系。既有"浮弦而数热兼风,沉细为寒气上攻"等基本脉理，又特别强调脉象应四时的理论，论述凭脉决生死的方法。本书有南宋黎民寿注本，对内容有所补充。

三、针灸专著

晋代出现了我国现存最早的针灸学专著，即皇甫谧的《黄帝三部针灸甲乙经》问世。此外北宋初年《太平圣惠方》中有"针经""明堂"专卷，一般认为是唐代或唐以前人所著，反映了这一时期的针灸学成就。

（一）《针灸甲乙经》

《黄帝三部针灸甲乙经》简称为《针灸甲乙经》，作者皇甫谧（215—282），名静，字士安，自号玄晏先生，安定朝那（今甘肃省平凉，一作灵台）人。皇甫谧青年时刻苦读书，后成为著名学者，撰有《帝王世纪》《高士传》《列女传》《逸士传》《玄晏春秋》等书。42岁患风痹疾后，开始学医、习针灸。他取《灵枢》《素问》《明堂孔穴针灸治要》三种古代医书的内容进行类编，撰写《黄帝三部针灸甲乙经》。全书12卷，128篇。全书既有中医和针灸的基本理论与知识，又有各种病证的针灸治疗方法。其主要成就有：

1. 厘定腧穴数量，分部画线布穴

此书对古医籍所记载的腧穴进行系统的归纳，厘定腧穴总数349个，其中包括双穴300个、单穴49个，采用分部画线布穴的方法，把人体的腧穴按头、面、项、肩、胸、背、腹、四肢等35条线路排列。书中详细介绍了各穴位的名称、定位、取穴方法，分述各穴的部位、针刺深度、灸的壮数。

2. 详述针灸治疗经验和注意事项

该书卷7至卷12为针灸临床治疗，涉及内、外、妇、儿、五官等科疾病200多种，对不同疾病分析病因、病机、证候，提出腧穴针灸治法，如说："邪在肺则皮肤痛，发寒热，上气喘，汗出，咳动肩背。取之膺中外俞，背三椎之旁，以手疾按之，快然乃刺之，取缺盆中以越之。"书中还列出一些禁针或禁灸的穴位，指出误针、误灸的后果。

这些资料的汇集与合编，有助于人们系统学习针灸知识。故唐代太医署规定医科都要学习此书。

▶ **参阅线上平台视频：3.2.3 针灸大师皇甫谧**

（二）《黄帝明堂灸经》

《黄帝明堂灸经》作者不详。原载于宋代初年《太平圣惠方》的"明堂"部分，后由元代窦桂芳取名为《黄帝明堂灸经》收入《针灸四书》中。一般认为其内容成书于唐或以前。

《黄帝明堂灸经》专论灸法。书中载穴位 170 个，附图 36 幅，附有穴位的定位、主治和灸量等说明；还有"小儿明堂"的专图和专论。

四、外伤妇儿各科专著

晋唐时期，专科知识的积累日渐增多，外科、骨伤科、妇科、儿科都出现了专门的著作。

（一）《刘涓子鬼遗方》

《刘涓子鬼遗方》是现存最早的外科学专著。据说为晋末刘涓子所传，约成书于刘宋元嘉十九年（442），后经南齐龚庆宣整理编次，定稿于永元元年（499）。此书较全面地记载了金疮、痈疽、疥癣、瘰疬等外科疾病，列方 40 余个。书中对这些外科疾病的治疗强调注重辨证论治，并且有一些成熟的专科诊疗技术。例如书中介绍了痈疽的辨脓法和火针引流术。痈疽的表现一般是局部红肿热痛，然后化脓，化脓后给予切开引流能有效地止痛，加快好转。但如果尚未成脓就切开，则起不到引流作用，还可能引起感染。此书分析了成脓的指征，提出用火针穿刺排脓，可以有效消毒。

（二）《仙授理伤续断秘方》

唐代会昌年间（841—846）蔺道人所撰《仙授理伤续断秘方》是我国现存最早的伤科专著。

蔺道人原本是长安的一个头陀，唐武宗会昌年间下诏拆毁佛寺，他去到江西乡村。他将自己掌握的医学知识、诊疗技术，传授给一位彭姓老者，后被整理为《仙授理伤续断秘方》。本书主要论述骨折、脱臼、伤筋、内伤的治疗，载方 40 余首，较科学地总结了唐代以前在伤科方面的主要成就。书中对骨折与关节脱位的治疗原则和方法有较多记载，对中医骨伤治疗的常见原则如整复、固定、练功和用药都有论述。书中的一些整复骨关节脱位手法对后世影响很大。最著名的是对肩关节脱位创造了"椅背复位法"，符合人体生物力学，临床应用有效，后世一直沿用其原理。用药既强调局部外用药，又重视全身内服药。如治疗闭合骨折，予黑龙散外敷，以行气活血、化瘀止痛；开放骨折，予风流散填创面，外周敷以黑龙散。同时配合内服行气活血、生气血、补肝肾、长筋骨的药物以促进创伤修复。这些原则和方法，一直为历代医家所遵奉。

▶ **参阅线上平台视频：3.2.8 骨科大师蔺道人**

（三）《褚氏遗书》与《经效产宝》

《褚氏遗书》作者传为褚澄，字彦道，南齐时河南阳翟（今河南禹州）人。褚澄精通医术，在《南史》中有其传记。据说唐末黄巢起义时，有人掘褚澄之墓，发现了墓室内有褚氏所撰医书刻石 18 块，后又再被掩埋。12 世纪时再度发掘，由僧人义堪誊写后刊印，名为《褚氏遗书》。全书共 10 篇，分为受形、本气、平脉、津润、分体、精血、除疾、审微、辨书、问子，内容简要。其中受形、精血、问子三篇对妇科影响较大。书中首次提出晚婚优生的观念，认为男子虽然 16 岁精通，但必须 30 岁娶妻，女子虽然 14 岁天癸至，但一定要 20 岁才能嫁，这才是男女之合的适当年龄。本书也有人认为是宋人托名之作。

《经效产宝》原名《产宝》，唐大中年间（847—859）昝殷撰，是我国现存最早的产科专著。后人重刻时改为现名《经效产宝》。全书分 3 卷，论安胎养胎及妊娠、难产、产后各种疾病的治疗，共载方 378 首。除方药外还有一些有效急救方法，如有关产后血晕的救治说："产后血晕者，其状心烦，气欲绝是也……须速投方药，若不急疗，即危其命也……烧秤锤、江石令赤，置器中，向产母床前帐里，投醋淬之，得醋气，可除血晕之法也。"该书总结了唐以前产科经验方药，对产科发展有重要贡献。

（四）《颅囟经》

《颅囟经》是现存最早的儿科学专著，是唐代末期的作品，具体成书年代及撰著者不详。现传本是来自《永乐大典》的辑复本。

《颅囟经》全书2卷，论述了小儿脉法、诊断、病证及治疗，载方42首。该书比较突出的一点是提出小儿体质属"纯阳"。书中说："凡孩子三岁以下，呼为纯阳。"这对儿科学术有重要影响。书中还记载了"小儿变蒸"的说法，认为小儿发热有些属于生长过程中的自然现象，称为"变蒸"，除退热外，"不宜别与方药"。

五、食疗和养生专著

除了孙思邈《千金方》对食疗和养生有重要成就外，这一时期还有不少此类专著出现。

（一）《养性延命录》

《养性延命录》为梁代陶弘景撰，分为上、下卷，共6篇。陶弘景从道教清修的养神、炼形入手，论述了多方面的养生内容。书中引用了很多文献如《列子》《庄子》《黄庭经》《养生集叙》的养生观点，记载了从上古到魏晋诸多的养生方法，并对这些养生方法进行了分类整理。书中强调养神当"少思寡欲"，"游心虚静，息虑无为"，调节喜怒哀乐情绪，防止劳神伤心；炼形则要"饮食有节，起居有度"，避免过度辛劳和放纵淫乐。书中还记载了多种导引、按摩和行气方法。

（二）《食疗本草》

《食疗本草》，旧题唐代孟诜撰。孟诜（621—713），汝州梁（今河南汝州临汝镇）人，曾师从名医孙思邈，年高著《补养方》3卷，后经道士张鼎续增并补注而成《食疗本草》，约成书于唐开元年间（713—741）。原书共有3卷，但已佚。在敦煌出土有残卷，现藏英国图书馆，存食物药26种，各分述其药性、功效、禁忌及单方等内容。此外后世多种著作曾引录其内容。近现代据以上资料形成多种辑本。日本学者中尾万三辑本有241条，我国谢海洲等辑本有260条，尚志钧辑本有291条。

（三）《食医心鉴》

《食医心鉴》作者为唐代昝殷，原为三卷，后失传。日本医家多纪元坚从朝鲜的《医方类聚》中辑出 1 卷。本书主要论述对疾病的饮食治疗或病后的饮食康复。现存内容中包括中风、脚气、消渴、淋病等内科病及部分妇儿科病的食治诸方。各病前先述病因、病机、分类、症状，然后附以食治方及其适应证。

（四）《混俗颐生录》

《混俗颐生录》的作者刘词（891 — 955），字好谦，自号茅山处士，唐末五代时元城（今河北大名县东）人。全书共 2 卷 10 章，分别论述饮食、饮酒、起居、房事及四季养生原则和方法。本书主旨是"混俗"，即针对普通人养生而作，因而较少宗教色彩。所介绍的内容，作者自称"历试有验，非乃谬言"。如说："食不欲苦饱，苦饱即伤心，伤心即气短、妨闷。""酒少吃即益，多吃即损。"又提出"夫人常须用力，但不令劳倦，贵荣卫通流，血气周遍，犹若户枢，终不朽腐"等观点，均为具体实用的养生经验。

【课后练习】

线上平台学习者完成平台发布的本章测验题。

【思考题】

1.《备急千金要方》的主要内容与成就是什么？

2. 唐代官方医学教育有何特色？

3. 试述《脉经》的内容与成就。

第四章

普及与创新

（宋至元，960—1368）

学习说明

通过本章的学习，了解当时政府对发展医药的举措，以及金元医派争鸣创新的情况，进而思考国家行政和社会文化对医药发展的作用与影响。了解各个专科的发展，并与前面各章的相关内容联系起来，进行纵向对比，以加深认识。

　　两宋辽金西夏及元代，是我国科技史的一个重要时期。四大发明在此时已经广泛应用到生活中，对外交流也相当繁荣。在医学发展史上，这时也是一个重要的发展阶段。这一时期的历朝政府创设了不同职能的医药行政管理机构，兴办医学教育，整理出版医学文献，促进医学知识的普及。金元时期医学出现争鸣创新，对后世影响深远。

第一节　社会文化与医药发展

　　北宋至元代的大部分时间里，社会经济发展，学术文化兴盛，元朝时期中外文化交流加强，这些都促进了医药学的发展。

一、宋代尚文与士人知医

　　宋朝建立后，重文轻武，施行文官政治。《宋史·文苑传》说："首用文吏而夺武臣之权，宋之尚文，端本乎此。"因此，士人的社会地位和作用不断提高，教育受到重视。

　　宋朝皇帝注重"仁政"，医学被视为体现关爱百姓的"仁术"之一，朝廷上下以知医为时尚。宋太宗在未即位时曾广泛收集验方，宋徽宗甚至亲自撰写医著《圣济经》。文人中如著名大臣苏颂、林亿、范仲淹、苏轼、沈括等都精通医学或养生。其中范仲淹还留下了"不为良相，便为良医"的名句。理学家更认为士人知医是儒者事亲的应有之举，程颢说："病卧于床，委之庸医，比于不慈不孝。"许多士人还编集医书，如苏轼和沈括各集有不少医药良方，后人将其合刊为《苏沈良方》一书，影响很大。

拓展阅读

不为良相，便为良医

南宋吴曾《能改斋漫录》卷十三记载：范仲淹青年时曾到祠堂求签，问以后能否当宰相，签词表明不可以。他又求了一签，祈祷说："如果不能当宰相，愿意当良医。"结果还是不行。于是他长叹说："不能为百姓谋利造福，不是大丈夫一生该做的事。"有人问他原因，范仲淹回答说："有才学的大丈夫，期望能辅佐明君治理国家，造福天下。要普济万民，只有宰相能做到。现在签词说我当不了宰相，要实现利泽万民的心愿，莫过于当良医。"由此"不为良相，便为良医"成为名言。

大量培养儒士的结果，促进了文化科技的发展，其中一部分文人进入医学队伍成为儒医。《宋会要》记载："朝廷兴建医学，教养士类，使习儒术者通黄素、明诊疗而施于疾病，谓之儒医。"这是"儒医"一词的出处，后来就成为文化水平高的医生的称谓。

▶ 参阅线上平台视频：**4.1.2 儒医的出现**

二、思想学术发展的影响

宋金元时期，知识界兴起了一种全新的融合儒、道、佛及魏晋玄学某些成分的新的哲学——理学。理学是以儒学为主体，兼融释、道，以伦理为特征的新儒学，代表人物有邵雍、张载、程颢、程颐、朱熹、陆象山等。他们还经常就哲学问题进行争鸣，使思想界形成活跃的气氛。理学的太极、理、气、心、性、命等思想与中医学理论关系密切，对当时的医学和养生思想产生影响，为当时医家的理论创新提供了思想基础。

拓展阅读

理学学派

宋代理学形成了不同的学派，有的按核心人物的籍贯地域命名。如周敦颐的濂学，张载的关学，"二程"的洛学，朱熹的闽学。后世又按学术主旨分为程朱理学和陆王心学两大学派（王指明代的王守仁）。

宋金元时期道教理论有所深化，相继出现了陈抟、张伯端、王重阳、丘处机等著名道教名家。他们均重视内丹养生，张伯端和王重阳的传承分别被称为内丹的南宗和北宗。宋代整理的《道藏》及其辑要本《云笈七签》中，记述了很多导引、气功、按摩等有关方法。

三、中外医药文化的交流

宋金元时期中外医药交流频繁。宋代，医书大量传入高丽并被刻印，有的散佚医籍因而得到保存。如《针经》屡经战乱，已无完整版本。北宋元祐六年（1091），高丽献上九卷《针经》，宋哲宗下诏颁行天下，又于南宋绍兴二十五年（1155）改名《灵枢》，复刻为24卷。

许多中国医书也传到日本。迄今存世极少的宋版医药著作中，日本所保存的就有《（证类普济）本事方》《（严氏）济生方》《史载之方》《杨氏家藏方》等多种。此外，日本禅宗始祖荣西（1141—1251）曾于乾道五年（1169）、淳熙十四年（1187）两次入宋，回国后大力推崇禅宗与茶文化，著有《吃茶养生记》（1211）。

中国与阿拉伯地区之间的医药交流更为频繁。阿拉伯香药通过对外贸易与"进贡"两种方式输入我国，促进了中国对阿拉伯药物的认识和研究，并有部分为中国医药学所吸收，宋代一些代表性的本草专著与方书中均有香药内容。元代至元七年（1270）在太医院下设立阿拉伯式的医院组织"京师医药院"，至元十年（1273）改为"广惠司"，聘用阿拉伯医生，配制"回回药方"。至元二十九年（1292）又在大都（北京）和上都（多伦）各设"回回药物院"。当时还翻译了阿拉伯医药书籍如《回回药方》，丰富了中国医药学的内容。中国药物也传入阿拉伯及附近国家，《马可波罗游记》中记述了中国药材如姜、胡椒、大黄、麝香、肉桂等外运传入阿拉伯诸国的情况。

▶ **参阅线上平台视频：4.1.4 宋元时期中外医学交流**

第二节 政府发展医药的举措

宋朝政府对医药采取了一系列管理和发展举措，金、元政权或沿用或扩展，宫廷和民间的医药活动在一定程度上趋于组织化，学术的规范性也有所加强。

一、医学教育与医药管理概况

古代的医学教育和医药管理主要是为官僚机构服务的，但在宋金元时期，开始辐射到社会层面，推动了医药业的发展。

（一）医学教育概况

宋初承袭唐朝制度，设太医署，淳化三年（992）改名为太医局，教育主要面向官员子弟。庆历四年（1044），宋仁宗采纳了范仲淹的建议，将太医局隶属于太常寺，从翰林医官院选孙用和、赵从古等为教员，在武成王庙讲授《素问》《难经》等，京城的青年均可前来听讲，合格的可以取录为正式学生。宋神宗时进一步扩大规模，将太医局脱离太常寺独立建置，学生定额为300人，选翰林医官及在外良医为教授。元丰年间太医局改隶属礼部，设大方脉、风科、小方脉、眼科、疮肿兼折疡科、产科、口齿兼咽喉科、针灸科、金镞兼书禁科共九科。医学生要参加临诊，轮流为太学、律学、武学的学生及各营将士治病，临诊记录作为考核成绩，奖优罚劣。

宋代还兴办地方医学教育，嘉祐六年（1061），各道、州、府仿照太医局的教学方式，设立地方医学，吸收本地学生习医，大郡定额10人，小郡定额7人，其中小方脉专业各为3人，由医学博士教习医书。

宋徽宗崇宁二年（1103），设立新的医学教育机构，即在国子监中设立"医学"，又称为"太医学"，分方脉科、针科和疡科教学，实行"三舍法"，规定上舍生40人，内舍生60人，外舍生200人。同时在各县、州、路均设立医学，各地的医学生都可以通过考试逐级升入国子监医学。这一制度实行不久即终止。但太医局的医学教育则一直延续到南宋。

金朝也有类似的医学教育制度，主管机构称为太医院主管，地方各州府设有医学教育，并且每三年举行一次考试，选拔太医。

元朝时，医学教育的重心转向地方。朝廷下令各地均设立医学校，设在三皇庙内。中央政府的太医院负责教学内容安排，另成立医学提举司管理医学教育实施，以及试验太医教官等，各行省、路、州均设立相应的医学提举或提领，以管理当地医学校和试验医学教授，形成一个辐射全国的医学教育系统。医学生主要从在籍医户及开设药铺行医货药人家的子弟中选取合格者就读，科目为十科：大方脉杂医科、小方脉科、风科、产科兼妇人杂病科、眼科、口齿兼咽喉科、正骨兼金镞科、疮肿科、针灸科和祝由书禁科。

（二）医政管理概况

宋代朝廷设立了翰林医官院（曾一度改称翰林医官局），作为管理中央医疗行政的机构。其职责除对皇室负责医疗保健外，还奉诏派遣医官，承担内廷、朝臣、军队、学校、民间、少数民族地区甚至出使外国的医疗任务。翰林医官院（局）的定额各时期有所不同，仁宗嘉祐时期142人以上，神宗元丰时期146人以上，徽宗宣和时期350人，最多时曾超过1千人。

翰林医官院中的医官从各地保举，后来又从太医局和太医学中考试选拔。除京师外，地方各州郡也设有医官，并有相应的考试规则，其职位升迁以治疗成效为准则。

辽代设太医局，金代设太医院，均为医政管理机构。元代的医政管理有新的发展，除设太医院管理宫廷医生外，又在全国实行医户制度，要求医户世代相承，不得随便脱户，并成立官医提举司管理医户，各行省、路都设有官医提举或提领。按照规定，每月朔（初一）、望（十五）日，医户的医生和当地医学校学生都要聚集在三皇庙（医学校）内，先焚香礼拜先医，然后开展医学交流，每人说出自己曾经治愈病人的姓名、疾病、治法和药方，交于本路医学教授，年终评判优劣等第，呈报上级以备录用。

（三）官营药业概况

宋代将药业纳入国家经营范围，出现了医学史上最早的国家药局——太医局卖药所，后来发展成惠民药局，对药业经营产生了很大影响。

宋神宗熙宁九年（1076），在京都汴梁太医局下开设"太医局卖药所"或称"熟药所"，统称药局，委任官员收购民间药材、监制和销售成药，成为官药局的创始。经营的头一年，收入就达到二万五千缗（宋代钱币单位），效益显著。宋徽宗崇宁二年（1103），熟药所增加至5所，称"五出卖药所"。由于销量增加，另设"修合药所"2处，即专门制药作坊（药厂雏形），生产成药供应销售。政和四年（1114）又将"修合药所"改名为"医药和剂局"，"五出卖药所"改名为"医药惠民局"。南宋时在临安（今杭州）也设有熟药所4处，后来改名叫"太平惠民局"。后来各州也相继设"惠民药局"，形成官营成药制售网络。在民间有灾病流行时，惠民药局常奉命施药救助。

元代承宋制，续设惠民药局。政府为惠民药局提供钞本用以放贷，将所得利息拿来制药，以惠贫民，带有慈善性质。

▶ **参阅线上平台视频：4.2.2 官营药局与成药流行**

（四）医药救济概况

宋金元时代，与医药有关的社会福利和慈善机构得到较大发展。

北宋前中期，政府对于灾病已有一些救济制度。如元祐四年（1089）苏轼在任杭州知州时曾设立安乐坊，收容治疗贫穷无依的病人。元符元年（1098）淮东路首设官房，收养鳏寡孤独贫困不能自立者，给予口粮和医药。宋徽宗崇宁元年（1102），将以上两项办法推广到各地：一是由政府在各路设置安济坊（图4-1），收留"不幸而有病，家贫不能拯疗"者，给予医药和饮食；二是诏令自京师至外路均行居养法，所成立的机构翌年赐名"居养院"。南宋时又将居养法改为"养济法"，对老疾贫乏无依者和乞丐给予救助，遇有疾病，给药医治。

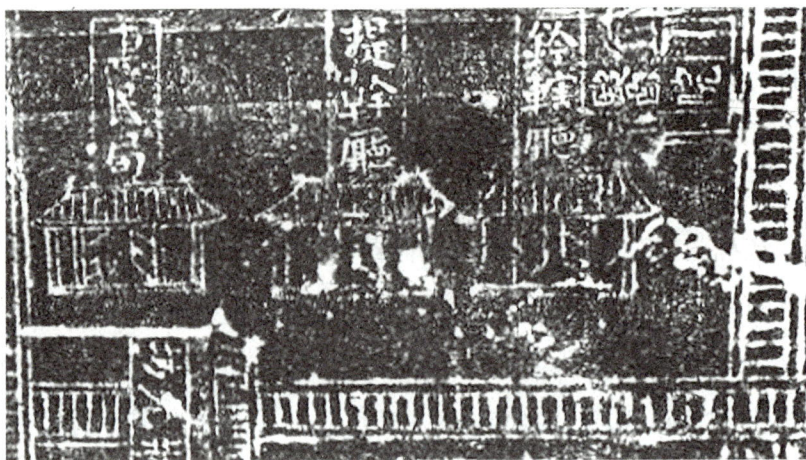

图 4-1 惠民局和医院（安济坊俗称）

[出自：南宋理宗绍定二年（1229）绘制的《平江图》拓片（局部）]

宋神宗元丰年间（1078—1085），开封府曾设置漏泽园，以安葬无名尸和家贫无葬地者。崇宁三年（1104）宋徽宗下诏令推广到各地。官府这些机构与民生息息相关，宋元时期一直延续，影响深远。

对于监牢中的病人，宋真宗咸平四年（1001）令诸路设置病囚院，主要医治持杖劫持贼、徒、流等病囚，其他病囚保外就医。

金代曾在各地佛寺禅院设药局，救济贫病，赠诊施药。元代曾设立面向军人专门的医疗救助机构安乐堂，"疾者医之，饥者廪之，死者藁葬之，官给其需"（《元史·世祖本纪》）。

▶ **参阅线上平台视频：4.1.1 宋金元文化与医政**

二、医药知识的整理和汇编

宋代，由于雕版印刷术已经普及，政府组织了多种医药文献的整理、汇编和刊行工作，对医药学术的发展起到了重要的推动作用。

（一）整理校刊医学文献

北宋天圣四年（1026），宋仁宗下诏命集贤校理晁宗悫、王举正校定《素问》《难经》《诸病源候论》，次年交由国子监摹印颁行。宋仁宗嘉祐二年（1057），枢密使韩琦上书提出编修医书的建议，仁宗同意并下诏命掌禹锡、林亿等人负责。因医书有其专科特点，宋廷随后于编修院内设置校正医书局，以儒臣为主，并派医官秦宗古、朱有章赴局参校。校正医书局先后完成 11 部医书的校勘和编集，包括《嘉祐补注神农本草经》《图经本草》《素问》《伤寒论》《金匮要略》《金匮玉函经》《脉经》《针灸甲乙经》《备急千金要方》《千金翼方》《外台秘要》。其中《金匮玉函要略方》是翰林学士王洙在翰林院的"蠹简"中发现的，实际上是张仲景《伤寒杂病论》的节略本。因为《伤寒论》已有单行本，后来林亿等人删去《金匮玉函要略方》中有关伤寒的内容，将其余有关杂病和治疗妇人病的部分，加上其他方书中转载仲景治杂病的医方及后世一些医家的良方，编成《金匮要略方论》，简称为《金匮要略》。这对张仲景学术的较完整流传起到重要作用。

校正医书局校定的医书由国子监刻板印行，多数成为当时医学教育的范本。它们极大地促进了医药学知识的继承和交流，为医学的蓬勃发展奠定了基础。

▶ 参阅线上平台视频：4.1.3 校正医书局

（二）编集官定方书

北宋皇帝重视医药，多位皇帝都有组织编集方书之举。如宋太宗雍熙三年（986）诏贾黄中纂成《神医普救方》1000 卷（已佚），淳化三年（992）诏王怀隐等编修《太平圣惠方》100 卷；宋仁宗庆历八年（1048）命翰林医官院编撰《庆历善救方》（已佚）；宋徽宗时编成《和剂局方》《圣济总录》等。以下存世的三种又被称为"北宋三大方书"。

1.《太平圣惠方》

《太平圣惠方》100 卷，北宋王怀隐等奉敕编纂。太平兴国三年（978），宋太宗诏命翰林医官院诸太医各献家传经验方，共得方万余首，加上太宗即位前亲自搜集的经验效方千余首，于是由翰林医官使王怀隐，副使王祐、郑奇（一作郑彦），医官陈昭遇等整理归类，根据疾病证候划分为 1670 门，每门之前冠以巢元方《诸病源候论》有关论述，将方药附列于其后。本书全面系统地反映了北宋初期以前医学发展的水平。

2.《太平惠民和剂局方》

《太平惠民和剂局方》初名《和剂局方》，宋徽宗大观年间（1107—1110）由裴宗元、陈师文等医官奉诏编成。全书 5 卷，载方 297 首，均为和剂局所制成药的配方。南宋绍兴二十一年（1151）该书经许洪校订名为《太平惠民和剂局方》，颁行全国。内容增至 10 卷，载方达 788 首。每方详列药物组成、主治、炮制方法及制剂工艺等。很多传世名方如二陈汤、平胃散、四君子汤、四物汤、失笑散、川芎茶调散等均出自该书。

3.《圣济总录》

《圣济总录》200 卷，是由宋徽宗诏令编撰的大型方剂学巨著，成书于政和年间（1111—1117）。当时朝廷下令征集民间及医家秘方，加上内府所藏秘方，由圣济殿御医整理汇编，撰成此书，宋徽宗亲自作序。全书分 60 门，共录方约 2 万首，综合反映了北宋时期的医学临床成就。同时由于宋徽宗崇信道教，重视运气学说，本书将运气内容列于卷首，对宋金医学产生了一定影响。书成不久，因宋金交战，汴京失陷，书稿归金人所有，后来于金大定年间（1161—1189）颁行。

▶ **参阅线上平台视频：4.2.3 北宋三大方书**

元朝时由官方修订的方书，有太医院使许国祯等人编集的《御药院方》20 卷，于至元四年（1267）刻印。内容包括宋金元宫中御药院方应用的药方，共分 17 门，收方 1071 首。此书在国内一度失传，近代始由日本传回我国。

（三）编集官定本草

由于北宋政府的高度重视，官修本草著作发展到鼎盛阶段。

宋太祖开宝六年（973），朝廷组织医官刘翰与道士马志及其他医官共 9 人编写《开宝新详定本草》。该书在唐《新修本草》的基础上校订增补而成，由宋太祖亲自写序，国子监镂版。这是我国历史上第一部由官方版刻颁行的本草著作。开宝七年（974），政府又命刘翰、马志等重新校订，编成《开宝重定本草》。以上二书简称《开宝本草》，较唐代《新修本草》增收药品 134 种，现原书已不存。

宋仁宗嘉祐五年（1060），校正医书局掌禹锡、林亿、张洞等人据《开宝本草》

校修编成《嘉祐补注神农本草》(简称《嘉祐本草》),次年刊行。共收载药物 1082 种,新增药物 99 种。书中引用文献丰富,保存了不少现已散佚的古代本草资料。现原书已佚失。

宋仁宗嘉祐六年（1061）,苏颂编撰成《本草图经》,次年镂版刊行。全书 20 卷,目录 1 卷。主要包括本草图及相关解说。该书仿唐代《新修本草》中药图和图经部分的编写方法,经奏请朝廷批准,由政府下诏全国,诏令各路州县派人绘制所产药材图样,并附有关说明上交。对外域所产药物,则令访问客商取药材样品送至校正医书局,绘成本草图。全书收集药物 780 种,新增全国民间药物 103 种,在 635 种药名下绘图 933 幅。该书刻板印行,成为第一部官方版刻的药物图谱。本书原书虽佚,但图文保存在《大观本草》(图 4–2)、《政和本草》等书中,为后世进行药物品种考证留下了珍贵的资料。

▶ 参阅线上平台视频：4.2.10 版刻药图的《本草图经》

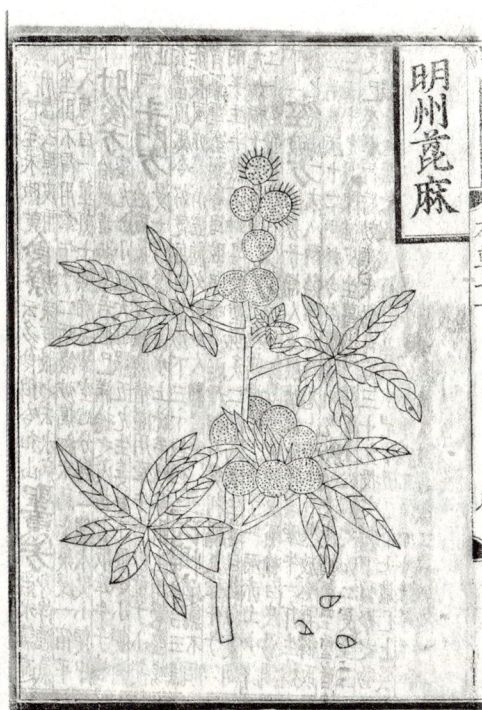

图 4–2　《大观本草》中的药图

以上本草著作均无原书流传，其原因之一是后来新编的著作基本都包罗了前书的内容。如宋徽宗政和年间朝廷刊行的《政和新修经史证类备用本草》（简称《政和本草》）就是如此。不过此书原本并非由医官编修。它原名《经史证类备急本草》（简称《证类本草》），由医家唐慎微撰写。作者唐慎微（约 1056—1136），字审元，原为四川崇庆人，后迁居成都。他广辑经史百家药物资料，囊括了上自《神农本草经》下至《嘉祐补注神农本草》的医药文献，编成《证类本草》。全书 31 卷（一作 32 卷），共收药物 1746 种，新增药物 628 种。该书引用的各种书籍有 247 种之多，并均注明原始出处。书中尤其突出的是大量充实附方，各药后的附方共 3000 余首，方论共 1000 余条，突出了以方证药、医药结合的特点。该书完成后，在宋徽宗大观二年（1108）由仁和县尉艾晟校正后刊行，名为《经史证类大观本草》（简称《大观本草》）。政和六年（1116 年），朝廷医官曹孝忠将其校订重刊，易名为《政和新修经史证类备用本草》（简称《政和本草》）。

宋徽宗政和六年（1116），药学家寇宗奭另撰有《本草衍义》20 卷，对《嘉祐本草》和《本草图经》所存疏误之处进行修正而成。南宋淳祐九年（1249），平阳（今山西临汾）人张存惠又把寇宗奭的《本草衍义》随文散入《政和本草》中，增订后易名为《重修政和经史证类备用本草》刊行。这本书基本集成了前述的各本官修本草著作，并且流传至今，对本草学术产生重要影响。

此外，南宋绍兴二十九年（1159），医官王继先等以《大观本草》为基础加以重修，定名为《绍兴校定经史证类备急本草》（简称《绍兴本草》），但流传不广，影响不大。

元朝时，太医院使许国祯曾奉元世祖之命，主持编修成《至元增修本草》，但已亡佚。

（四）整理针灸经穴知识

宋天圣四年（1026），宋仁宗下令整理、校订医学书籍。翰林医官王惟一博采《针灸甲乙经》等文献，并总结宋代针灸学的新经验，于 1026 年著成《铜人腧穴针灸图经》（又称《新铸铜人腧穴针灸图经》）3 卷，详述了经脉和腧穴，并绘制出经脉腧穴图。共记载腧穴 657 个，除去双穴重复有腧穴 354 个。书成后宋仁宗下令将其刻于石碑上，以便流传。刻有该书的五块石碑于天圣八年（1030）起放置于大相国寺内的"针灸石壁堂"（1042 年改称"仁济殿"），供人们浏览。

　　1027 年，王惟一又奉诏主持铸造针灸铜人两具，与其书相配合。这两具铜人后世称为"天圣针灸铜人"，其身高和青年男子相仿，质地中空，内藏脏器，外刻穴位。所有穴位都凿穿小孔，可将水银注入铜人体内，将体表涂上黄蜡遮盖穴位。宋仁宗下令将其中一具放于医官院，供考试与教学使用；将另一具放置于当时最繁华的大相国寺展示。考试时，应试者如能准确扎中被遮盖的穴位，则"针入而汞出"。天圣针灸铜人开创了利用人体模型进行针灸教学的先河，但历经战乱已经失传。明朝正统年间太医院曾经仿制一具，后世称为"正统针灸铜人"，现存于俄罗斯圣·彼得堡的博物馆。

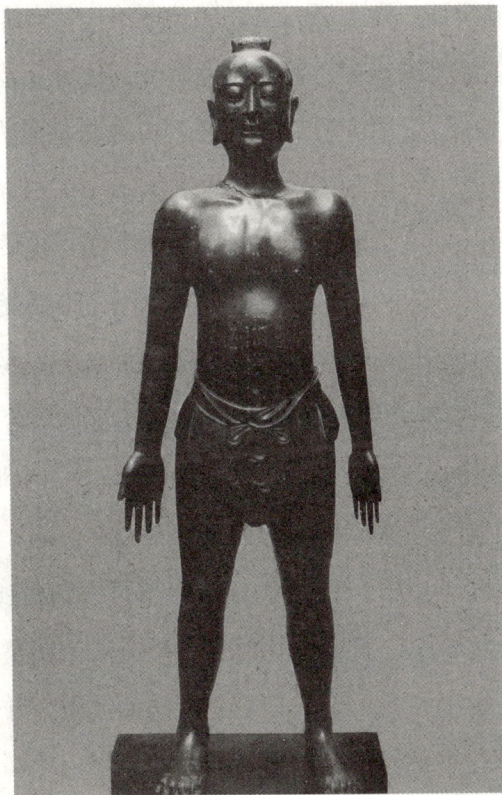

图 4-3　明正统针灸铜人

▶ **参阅线上平台视频：4.2.5　追踪针灸铜人**

第三节　医学理论与临床的成就

宋金元时期，中医药学术的理论和临床都得到蓬勃的发展。其中金元各医派的创新影响最大，详见第四节。此外还有以下几个方面的成就比较显著。

一、对伤寒学术的研究

张仲景的著作经校刻传播后，受到许多医家的重视，宋金时期出现了多部与《伤寒论》有关的专著，标志着伤寒学术研究达到一个高潮。

《伤寒微旨论》（1086），韩祗和（生卒年不详）著。该书 2 卷 15 篇，主要阐发外感热病病机、平脉辨证、汗下温三法、阴黄证治、蓄血证治等内容，发挥张仲景的意旨，但又提出不能机械运用，而要注意季节、环境等差异。其"可汗篇"不用仲景方而新拟系列发汗方，"可下篇"则强调应遵从仲景方，颇有自己的见地。原书已佚，今有《四库全书》辑录《永乐大典》本。

《伤寒总病论》（约 1098），庞安时（1042—1099）著。庞安时，字安常，自号蕲水道人，北宋蕲州蕲水（今湖北浠水县）人。他出身于世医家庭，医名甚大。在所著的《伤寒总病论》中，注重补充论述《伤寒论》所无的温热病的治疗，提出温病与伤寒应分治，认为温病中以温毒最为重险，针对温毒五大证提出治法和组方用药。

《类证活人书》（1108），朱肱（约 1068—1125）著。朱肱，字翼中，号无求子，北宋归安（今浙江湖州）人。他于宋徽宗朝获授奉议郎，人称朱奉议。他所著此书原名《无求子伤寒百问方》，后由于 1111 年增订为 20 卷时改名为《南阳活人书》，后世又名《类证活人书》。此书采用综合分析方法治伤寒，从经络立论解释六经方证的发生与变化，并重视脉证合参以辨别疾病的性质，开创了以方类证、从证论方的先河，对《伤寒论》的整理和阐释贡献颇大。

《伤寒百证歌》《伤寒发微论》《伤寒九十论》，均为许叔微（约 1079—1154）所著。许叔微，字知可，号近泉，真州白沙（今江苏仪征）人，一说武进人。他曾任集贤殿学士，后世称之为"许学士"。他的《伤寒百证歌》5 卷，共有 100 首七言歌赋，总结张仲景方论 100 证，便于后学记诵。《伤寒发微论》2 卷，共 22 篇，分专题阐述他对伤寒学术的见解。《伤寒九十论》则是治疗伤寒的医案集，共 90

论，载临床治疗病案 90 例。

《伤寒补亡论》（1181），郭雍（1104—1187）著。郭雍，字子和，号白云先生。宋代洛阳县（今河南洛阳）人。郭雍生活在北宋向南宋过渡的动荡时期，在战乱中退居山林，精研易学及医学、兵法等。《伤寒补亡论》20 卷是其唯一的医学著作，他认为《伤寒论》原书残缺，于是以仲景本论为主，分门别类地采撷《素问》《难经》《千金方》《外台秘要》及各家言论，补入书中，特别是对仲景原文有论无方的条文进行补充。

《伤寒明理论》（1142）、《注解伤寒论》（1144），均为成无己（约 1063—1156）所著。成无己，聊摄（今山东聊城）人。原为北宋人，晚岁被金人掳至临潢（今内蒙古赤峰市巴林左旗林东镇南），遂为金人。他出生于医学世家，医术高明。后来专注于对张仲景著作的研究，先著成《伤寒明理论》4 卷，针对《伤寒论》中 50 个主要症状进行详细辨析，使后世能明白伤寒方药的原理。随后著《注解伤寒论》10 卷，是对《伤寒论》的第一次全面注释。他采用以经释论、以论证经之法，即引用《黄帝内经》《难经》《神农本草经》等条文来印证和说明张仲景学术的意旨，阐明其本源。

从以上宋金元时期研究《伤寒论》的著作可见，前期多从广义角度论述"伤寒"即外感疾病的临床证治，并不局限于张仲景《伤寒论》一书的内容；后期则逐渐集中于解释和发挥《伤寒论》的原文。成无己不但采用"注经"的方式进行研究，而且大力推崇《伤寒论》为"众方之祖"，赞扬其"实乃大圣之所作也"，奠定了张仲景被后世称为"医圣"及《伤寒论》被列为经典的地位。

▶ 参阅线上平台视频：**4.2.1 伤寒学形成**

二、对运气学说的发扬

自从唐代王冰为《素问》补入"七篇大论"后，其中的运气学说内容逐渐受到重视。在宋哲宗时曾任医官的刘温舒于元符二年（1099）著成《素问入式运气论奥》。刘温舒为北宋末年人，居里不详，生平无考。其撰成《素问入式运气论奥》3 卷 30 篇，认为运气学说"最为补泻之要"，并对有关内容进行了发挥。

运气学说的要点之一是按照每年纪年的干支属性，结合节气变迁，推论该年各个时段的气候变化和多发疾病。干支纪年顺序是固定的，每60年一循环。嗜好道术的宋徽宗对此极为重视，把六十年运气图列于《圣济总录》卷首。

南宋时，医家陈言（约1131—1189）在运气学说的应用方面有新的发展。陈言，字无择，青田鹤溪（今浙江景宁鹤溪镇）人。他长期居于温州，行医并授徒，著有《三因极一病证方论》（1174）18卷。该书充实了"三因致病"的理论，所说"三因"为内因、外因、不内外因，其中内因指喜、怒、忧、思、悲、恐、惊七情所伤，外因为风、寒、暑、湿、燥、火六淫之邪和瘟疫时气，不内外因包括饮食、虫兽、伤损等。他将运气异常导致的疾病称为"时气"，认为与六淫外感或疫疠流行都不一样，并列出"五运时气民病证治""六气时行民病证治"，拟定16首"司天方"，使运气学说形成了具体的方药治疗体系。

南宋太医局的医学考试中，还把运气学说作为必考内容。现存南宋何大任所编的《太医局诸科程文》，收录当时的太医局医学考试题，其中就有不少"运气"类考题，答题者要根据题目所列年份的干支分析可能出现的疾病流行情况，并拟出"调一岁之方"。

对于运气学说的预测推论，北宋文人沈括在《梦溪笔谈》中指出，气候与病情"有常有变"，固定的预测模式并不完全符合实际。但众多医家均认为运气学说理论中包含着很有价值的病机思想。金元四大家都在一定程度上受到运气学说影响，同时又都反对机械套用。如张从正作《运气歌》说："病如不是当年气，看与何年运气同。只向某年求治法，方知都在《至真》中。"这体现了灵活运用的思想。

三、特色鲜明的专科著作

中医的各个专科在这一时期都有发展。对后世影响较大的著作介绍如下。

诊断学方面，南宋施发的《察病指南》（1241）首次尝试用图示的方式表示各种脉象，绘制了33种脉象的示意图（图4-4），有助于读者掌握脉象特征。施发，字政卿，号桂堂，浙江永嘉人。本书还汇集了各种文献的脉学理论，阐述平脉、病脉及诊脉原理，附有歌诀，易学易记。元代成书的《敖氏伤寒金镜录》（1341）则是我国最早的舌诊专著。该书的一部分为元代敖氏（一说名敖继翁，字君寿）所绘的 12 幅舌图，另一部分为元代杜本（字清碧）增补的 24 图，共有 36 幅舌图；每图均论述舌苔、舌质的特点、所主证候和治法方药。

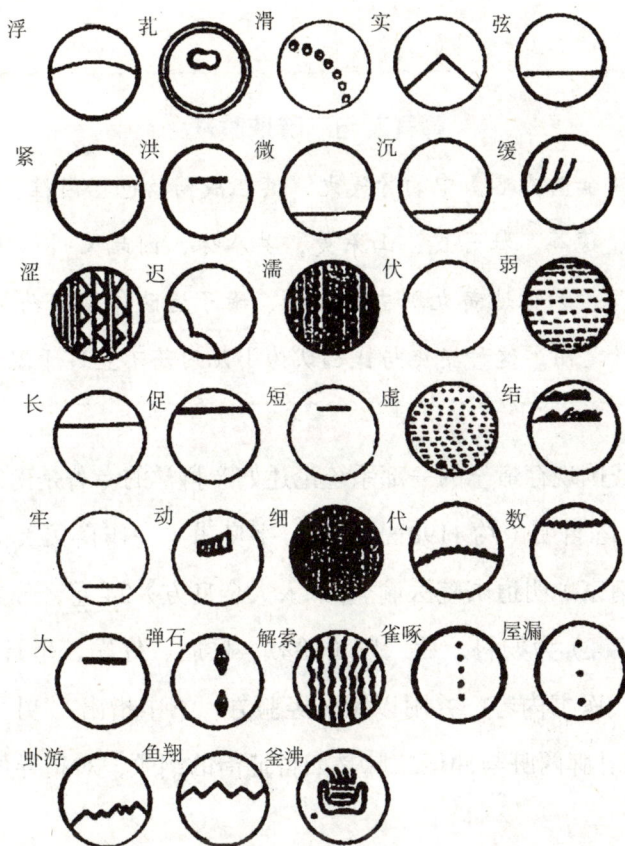

图 4-4 《察病指南》中的脉图

儿科学方面，出现了影响很大的《小儿药证直诀》。作者钱乙（约 1037—1119），字仲阳，精于儿科，因治愈宋神宗子女之病，被召为翰林医官。其学术观点和临证经验，由其弟子阎季忠加以搜集、整理而编成《小儿药证直诀》。书中提出，小儿的生理特点为"五脏六腑成而未全，全而未壮"，因此具有"脏腑柔弱，易虚易实，易寒易热"的特点，临床治疗时应当以"柔润"为原则，反对"痛击""大下"等治法。书中的名方如六味地黄丸，是在张仲景肾气丸的基础上减去辛热的肉桂和附子，虽补肾而柔润，体现了其学术思想。书中还注重五脏辨证基础，用风、惊、困、喘、虚来归纳肝、心、脾、肺、肾五脏的主要证候特点，简明扼要。《四库全书总目提要》称赞此书为"幼科之鼻祖"。

▶ 参阅线上平台视频：4.2.6 儿科之祖钱乙

拓展阅读

肾气丸与六味地黄丸

张仲景《金匮要略》中的肾气丸，其组成药物包括肉桂、附子、地黄、泽泻、山药、茯苓、牡丹皮、山茱萸，共八味，因此又叫八味肾气丸，功效是温补肾气。六味地黄丸则去掉肉桂、附子这两味温热药物，全方功效变为滋补肝肾之阴。这种变化与钱乙认为小儿用药不宜过于温补有关。

妇科方面，我国现存最早的一部系统论述妇产科学的专著是南宋时期的《妇人大全良方》。作者陈自明（约1190—1272），字良甫（一作良父），江西临川县人，曾任建康府（今南京）明道书院医谕。《妇人大全良方》24卷，分为九门。前三门（调经、众疾、广嗣）为妇科，后六门（胎教、候胎、妊娠、坐月、产难、产后）为产科。汇集历代医书内容，并附以家传经验方。书中指出："男子调其气，女子调其血。"并强调肝脾两脏与冲任二脉是妇科证治的纲领，对指导妇科疾病的诊治有重要意义。

▶ 参阅线上平台视频：4.2.7 妇科大全陈自明

针灸科方面，王执中的《针灸资生经》（1220）7卷有一定影响。王执中，字叔权，东嘉（今浙江瑞安）人。本书考证古代文献中记载的腧穴，博采众长，订正错误；还提出"针灸受病处"的观点，如指出咳嗽在膻中穴处有压痛，肠痈在大肠俞穴处有压痛等，提倡痛处实施刺灸。这些经验对临床有较大的参考价值。元代滑寿的《十四经发挥》（1341），首次把任脉、督脉和十二经脉并称为"十四经"，并通考腧穴657个，释名释义，绘图示意，得到广泛流传。

外科方面，出现了最早以"外科"命名的医著《外科精要》（1263），宋代陈自明撰，全书3卷。该书批评很多"疗痈疽、持补割、理折伤、攻牙疗痔"的外科医生"不通文理"，治疗不讲次序，执方治病。他指出外科痈疽类疾病"真如草寇，不守律法"，可以首先使用对症药物或针灸泻其毒气，但平缓之后仍要根据脏腑经络虚实辨证用药。这种重视整体和内外结合治疗的思路对外科发展影响很大。元代齐德之撰《外科精义》（1335）2卷，也重视整体观念，强调要留意疮疽的外观形色与脉候虚实，详析疾病阴阳、虚实、脏腑、气血、上下之属，明辨证之善恶、轻重、深浅。

元代危亦林（1227—1347）的《世医得效方》（1337）是一本综合性医著，全书有19卷，其中卷18专论伤科的内容最为后世重视。危亦林，字达斋，江西南丰人，出生于世医之家，曾任南丰州医学教授。书中详述了伤科中多种骨折、脱位、跌打损伤的整复和功能锻炼，记载了小夹板固定治疗骨折方法。对于颈椎骨折脱位，书中记载了"悬吊复位法"治疗脊柱屈曲型骨折的方法："凡剉脊骨，不可用手整顿，须用软绳从脚吊起，坠下身直，其骨便自归窠。未直则未归窠，须要坠下，待其骨直归窠，然后用大桑皮一片，放在背皮上，杉树皮两三片，安在桑皮上，用软物缠，夹定，莫令屈。用药治之。"比英国达维斯（Davis）1927年提出的悬吊法早600多年。书中还有关于麻醉法的记述，在骨折或脱位整复手术前使用麻醉方"草乌散"，使病人不知痛楚。此外，书中还有许多关于外伤手术和方药的记载。

四、解剖与法医的成就

《灵枢·经水》曰："八尺之士，皮肉在此，外可度量切循而得之，其死可解剖而视之。"说明古代也注重对人体的解剖观察。《黄帝内经》《难经》中都记载了一些人体内脏的测量数据。

在宋代，也有关于解剖观察的记录，并留下两份基于实绘的脏腑图。其中之一是《欧希范五脏图》（图4-5），由吴简主持绘成。欧希范是北宋庆历年间（1041—1048）的起义领袖，他和手下56人被官府诱杀，在行刑后，州吏吴简命医生与画工对全部尸体剖腹探索，绘图成册。该图对人体内脏的解剖位置和形态记载基本正确，并从病理的角度进行了观察和记录，如"蒙干多病嗽，肺胆俱黑；欧铨少得目疾，肝有白点"等。

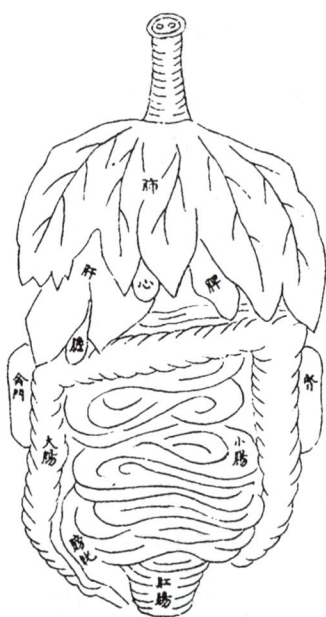

图 4-5　欧希范五脏图

（出自：《循经考穴编》收载）

此后，北宋杨介又绘成《存真图》。杨介，又名吉老，北宋都梁人，一说泗州（今江苏淮安市盱眙县）人。北宋崇宁年间（1102—1106），官府利用被处决的尸体，遣医剖视并由画工绘图。政和二年（1112年）杨介参考该图并结合《欧希范五脏图》，绘成《存真图》一篇，又增加十二经脉之图，合为《存真环中图》一书，于1113年刊行。《存真图》对从咽喉到胸腹腔各脏腑的解剖，以及经脉的联附、水谷的泌别、精血的运输等情况，进行了较细致的观察与描述，而且还有分系统、分部位的分图，如《肺侧图》《心气图》《气海横膜图》等。

▶ **参阅线上平台视频：4.2.4　来自刑场的解剖图**

法医学也需要进行细致的人体观察。宋代出现了我国第一部系统的法医学专著，即宋慈的《洗冤集录》（1247）。宋慈（1186—1249），字惠父，南宋福建建阳人，长期担任刑法方面的官职，《洗冤集录》记载很多他从实际中总结的检验经验。书中对尸斑、尸僵、腐败等尸体现象的观察细致，提出了判断死亡时间的原则。书中指出根据"缢沟"正确区分勒死与自缢。如死者是自缢，缢沟的特点是在"脑后分八字，索子不交"；若是被勒死者则绳索多缠绕数周，那么脖子上的绳索痕迹是相交的。书中对溺死与推尸入水的辨别、烧死与焚尸的辨别也提出具体方法。此外，书中还记载有一些急症的救治方法，如以手擦胸、屈伸臂足、按腹救自缢、用四逆汤等回阳药救溺死等。《洗冤集录》的内容先后流传至朝鲜、日本、越南等国，近代以来又引起西方法医界的高度重视，在国内外均有广泛影响。

▶ 参阅线上平台视频：4.2.8 法医的伟大成就

五、养生和食疗的进展

宋金元时代许多官宦文人关注医药和养生知识，出现了在养生和食疗方面影响很大的著作。

养生方面，陈直的《养老奉亲书》成书于北宋，是我国现存较早的一部老年养生学专著。书中主要介绍适合老人养生的饮食调治、形证脉候、医药扶持、性气好嗜、宴处起居、戒忌保护等内容，收集了治疗眼目、耳聋、五劳七伤、虚损羸瘦、脾胃气弱、泻痢、诸痔、诸风等病证的食疗方。书刊行后，元代的邹铉将其续增为《寿亲养老新书》（1307）4卷，以陈直原书为第一卷，在第二卷至第四卷增添了许多养老典故、诗文和方药，更加注重老年生活的身心调养。

元代忽思慧的《饮膳正要》（1330）3卷，是颇为独特的宫廷饮食养生专著。忽思慧是蒙古族人，曾任元朝专设的饮膳太医一职，主管宫廷饮膳。他将供奉皇室的各类饮膳制法、功效及有关饮食卫生原则编成《饮膳正要》一书。由于是供奉蒙古贵族所用，书中有许多具有浓郁的北方少数民族特色的饮膳内容，还有不少域外饮食材料和知识的介绍。本书还是元代唯一的附图本草著作，卷三附图168幅，为常用的食用动植物图。

▶ 参阅线上平台视频：4.2.9 饮膳太医的杰作

元代王珪撰《泰定养生主论》（1338）16卷，也是有影响的养生专著。王珪，字均章，号中阳老人，又号洞虚子，吴郡（今江苏苏州）人。此书前两卷专论养生。"首以原心为发明之始"，即将养心作为首要原则，其后详论婚合、孕育、婴幼、童壮、衰老宣摄避忌等内容。王珪强调，男女必须等阴阳充实而后婚合，则能孕育有子而坚壮强寿；又提倡孕妇胎教，注重婴幼儿合理养育，指出老年人要心态平和，并列举各种养护方法。卷十四专论痰证论治，其中王珪所制滚痰丸为后世重视。此外，书中还收录多种老年病证治疗方药。

道教养生在这一时期也有新的发展。约成书于宋末元初的《修真十书》60卷，汇集了唐末五代至宋元的数十种内丹和养生专著。其中的《杂著捷径》首次记载"钟离八段锦法"，即后世的坐功八段锦；还记载"吕真人小成导引法""明耳目诀"等，属于自我保健按摩法。元代全真教道士丘处机（1148—1227）所著的《摄生消息论》，以老庄顺任自然的思想为宗旨，讨论了春夏秋冬四时的阴阳消息、养生之道、易发病证与对治方法，对前代医书的内容进行了汇集整理。

第四节　金元医派的创新

两宋时期，随着医学普及和知医儒士增多，医学学术水平不断提高；理学名家各成门户，彼此争鸣，使学术界思想空前活跃。在此背景下，金元时期一些医家积极提出新的学术思想，形成了不同的医学流派。因此《四库全书总目》说："儒之门户分于宋，医之门户分于金元。"

金元时期最著名的四个医家是刘完素、李杲、张从正和朱丹溪，后世合称为"金元四大家"。

一、刘完素与"火热论"

刘完素（约1120—1200），字守真，自号通玄处士，金代河间府（今河北河间市）人，故后世称他为刘河间。金章宗曾三次请他做官，均被他拒绝，故赐号"高尚先生"。

刘完素撰《素问玄机原病式》2卷，《黄帝素问宣明论方》15卷，《素问病机气宜保命集》3卷，被合称为《河间三书》。其主要学术思想是"火热论"。他认为，导致疾病的病因虽然有风、寒、暑、湿、燥、火6种，但侵犯人体后发病的表现通常以热证居多，如《素问·至真要大论》所述的病机19条中，属于火热的就有17

条，因此提出"六气皆能化火"；同时还提出各种情志不畅也易化火，即"五志化火"说。当时医学界多喜沿用《伤寒论》方剂和《和剂局方》的成药，往往偏于温燥，更易助长热病。刘完素制订了一些寒凉清热的方剂，对火热病的治疗以清热通利为主，善用寒凉药物，创制了防风通圣散、双解散、三一承气汤等著名方剂。故后世称他为"寒凉派"。由于跟从或私淑他的弟子众多，后人将由他开创的这一学术脉络称为"河间学派"。

▶**参阅线上平台视频：4.3.1 寒凉派刘完素**

二、张从正与"攻邪论"

张从正（约 1156—1228），字子和，号戴人，金代睢州考城（今河南兰考县）人。因春秋战国时睢州属于戴国，故自号戴人。其代表著作是《儒门事亲》。

张从正取法刘完素，用药多寒凉，属于"河间学派"之一。他又有自己的学术特色，善祛邪治病。张从正认为，人体之所以发病，乃是由于邪气侵犯的结果。他将邪气分为天、地、人三种。天邪是天之六气，风、寒、暑、湿、燥、火；地邪是指地之六气，雾、露、雨、雹、冰、泥；人邪是指酸、苦、甘、辛、咸、淡六味。天、地、人三邪分别侵犯人体上、中、下三部，"故天邪发病，多在乎上；地邪发病，多在乎下；人邪发病，多在乎中"，相应地分别用汗、吐、下三法来治疗。由于"病由邪生，攻邪已病"，所以他不主张治病用补法，认为"养生当论食补，治病当论药攻"。

张从正的攻邪理论独具特色，因此被后世称为"攻下派"。他还擅长情志疗法，书中有多则特色案例。

▶**参阅线上平台视频：4.3.2 攻下派张子和**

三、李杲与"脾胃论"

李杲（1180—1251），字明之，晚年自号东垣老人，金代真定（今河北正定县）人。李杲家境富有，幼业儒术，因母病被庸医所误而死，乃发奋学医，付资千金拜易州（今河北易县）名医张元素为师。张元素（约 1151—1234），字洁古，金代易州人。其治学敢于疑古，重视学术创新，认为"运气不齐，古今异轨，古方新病不相能也"（《金史》），著有《医学启源》《珍珠囊》《脏腑标本寒热虚实用药式》等，是当时的名医。

李杲尽得张元素真传后，结合当时战争频繁，人们饥困劳役，惊恐忧伤，容易损伤脾胃的状况，创立了脾胃学说，写成《脾胃论》《内外伤辨惑论》等著作，还有弟子罗天益整理而成的《兰室秘藏》等。

李杲认为"脾胃之气既伤，而元气亦不能充，而诸病之所由生也"（《脾胃论·脾胃虚实传变论》），指出脾胃与元气有着极其密切的关系。同时脾胃属于土，在人身气机升降居于枢纽地位，因此要注重升发脾气。当时战乱中许多病人体弱而发热，他认为主要病机是中气不足，提出用甘温之剂来补益脾胃，升其阳气，泻其火热，即甘温除热法，创制补中益气汤等名方。由于他的这一学术特点，后人称其为"补土派"。又由于他很好地发挥了其师张元素的学术思想，人们将张元素的学术脉络称为易水学派，李杲成为最突出的传承者。

▶参阅线上平台视频：**4.3.3 补土派李杲**

四、朱震亨与"相火论"

朱震亨（1281—1358），字彦修，元代浙江义乌人。因家乡有河名丹溪，故后世学者尊称他为"丹溪翁"。

朱震亨幼年攻读举业，36岁时求学于为朱熹四传弟子的理学家许谦（字文懿）。后因许谦久病不愈，建议朱震亨学医。他前去向名医罗知悌拜师，开始时罗知悌倨傲不肯传授，朱震亨诚恳求学，前后往返十多次，最后感动了罗知悌，收他为徒。后来朱震亨医名大振，弟子众多，其传承脉络被称为"丹溪学派"。

朱震亨的代表著作有《格致余论》《局方发挥》《金匮钩玄》等。其门人编写的《丹溪心法》《丹溪心法附余》等也广为流传。

在《格致余论》中朱震亨提出了"相火论"的思想。"相火"一词原本来自运气学说，朱震亨以此来指与"君火"不同的身体之火。他认为"相火"主动，在正常情况下寄于肝肾二脏，并与胆、膀胱、心包络及三焦都有关联；而在异常情况下，相火异常妄动，就成为疾病发生、发展的原因。与此同时，朱震亨又提出"阳有余阴不足"的观点，指出人身阴精难成易亏，再加上"人之情欲无涯"，容易耗散阴精，导致阴精虚损的病变。因此在治疗中，他创用滋阴降火法，并创制大补阴丸等滋阴降火之剂，因而被后世称为"滋阴派"。朱震亨还善于以气、血、痰、郁为纲来论治杂病，后世医家有"杂病用丹溪"的说法。

拓展阅读

君火与相火

君、相即君王与宰相的意思。在五行配属中，心主火，故心火为"君火"。但在临床实践中，火热证相当广泛，不一定都属于"心火"，所以古代医家借用五运六气中的"相火"一词，用来指其他脏腑的火热。朱震亨所说"相火"的原理主要是阴虚火旺。

▶ **参阅线上平台视频：4.3.4 滋阴派朱丹溪**

这一时期，随着刘完素、张元素、张从正、李杲、朱震亨等医家的出现，以及他们所提出的不同学术观点，极大地丰富和完善了中医学理论，改变了当时中医"泥古"的倾向，活跃了中医学术气氛。他们在不断总结前人经验的基础上，结合时局和临证经验，大胆提出了新的学术见解，又经长期的临证检验，最终成为中医理论的重要内容，开创了中医学术交流和争鸣的先河，促进了中医理论的研究和发展，为不同学术流派的形成奠定了坚实的基础。

【课后练习】

线上平台学习者完成平台发布的本章测验题。

【思考题】

1. 北宋政府发展医药有哪些举措？

2. 宋金元时期伤寒学术有何成就？

3. 如何理解"儒之门户分于宋，医之门户分于金元"？

第五章

全面大发展

（明至清代中前期，1368—1840）

学习说明

　　明清时期中医药学理论与临床均高度成熟，本章学习需熟悉这一时期的重要医家和医著，了解各学科的流派发展情况。同时，尝试在全球史视野下思考中外医药交流的特点。

明朝建立后，在政治上、经济上采取了一系列发展措施，社会生产力有了明显提高。农产品、手工业产品大量增加。明末时，由于内有市民运动和农民起义，外有北方后金政权（后改国号为清）的侵扰，1644年明政权覆亡。清兵入关后建立清王朝。在清前期，社会经济逐步得到恢复，科学文化得到发展，出现了康熙、雍正和乾隆时期的"盛世"。1840年爆发鸦片战争后，中国进入另一个历史阶段。

第一节　社会文化的发展及其影响

明清是我国封建社会经济文化发展的一个高峰。在商品经济发展的推动下，信息传播和交流加强，为医学发展创造了有利条件。同时人口集中和流动推动着保健需求的发展，也为某些疾病的传播创造了条件。明清医家不断创新和发展，使明清中医临床各科均有重要的成就。

一、明清思想文化的特点

明清两朝强化了科举制度，限定儒家经典"四书"为科举考试出题范围，采取八股取士制度，加强了思想控制。明朝官方教育以《钦定四书大全》《五经大全》和《性理大全》为教材，以程朱理学为主导。此外还出现了王守仁的"心学"。王守仁，号阳明，在37岁时被谪居到地处边远的贵州龙场，悟出"圣人之道，吾性自足，向之求理于事物者误也"，创立"心学"，又提倡"知行合一"，对思想界影响很大。但其后学出现了脱离社会实践的倾向。明后期与清初，也出现了一些闻名于世的大思想家，如提倡"革故鼎新"的李贽，以及"清初三大家"顾炎武、黄宗羲和王夫之等。清代则是考据学兴盛时期，文字学、音韵学、训诂学、目录学、版本学、校勘学、辨伪学、辑佚学等传统学术得到空前的发展。

明清时期，都市化发展加快，市民文化繁荣。文学方面四大名著《三国演义》《水浒传》《西游记》《红楼梦》相继问世，科技方面也有徐弘祖的《徐霞客游记》、宋应星的《天工开物》和徐光启的《农政全书》等名著出现。明朝永乐时期编撰大型类书《永乐大典》，清朝乾隆时期编撰大型全书《四库全书》，当中都有许多医药内容。

二、医药行业的发展概况

明清时期，医药行业整体上繁荣发展，大致上有如下几个特点。

1. 医政管理弱化

在医政管理方面，明、清的宫廷医疗和医学教育机构是太医院，行政官员有院使、院判、御医等职位。太医院也分各科进行医学教育，但出现了保守的倾向。如清代宫廷在 1822 年下旨："针刺火灸，究非奉君之所宜。太医院针灸一科，着永远停止。"这对针灸学科的发展带来了一定的影响。此外，医政管理逐渐弛废。明代在名义上延续元代医户管理制度，也曾在天下普设医学教育机构，以及在全国各府、州、县设惠民药局，但由于医学教育人员职位低微，缺乏组织管理，实质上名存实亡。清代在制度上也设有地方医学教育机构，同样有名无实。

2. 医生来源多元化

科举考试中，不能入仕的人占大多数，其中不少读书做官无望的知识分子转而业医，此外许多官吏由于各种原因也注重学习医学，因此明清时"儒医"大为增多。这在客观上对医学理论研究水平的提高起到有利的作用。同时也有不少世代相传的医学世家。如《明史》记载的名医凌云，字汉章，归安（今浙江湖州）人，曾任太医院使，子孙传其术，连续四代为太医院御医，《归安县志》称"海内称针法者，曰归安凌氏"。还有不少在村落行医的走方医，清代赵学敏编撰有《串雅》（1759）（又名《串雅内外编》，总结同族赵柏云等走方医的经验，汇集不少民间有效单方、验方。

3. 医药商业日渐繁荣

随着明清商业经济的发展，出现了不少专业市镇，区域经济的分工和商业化加强，推动了医药商业的发展。明代"四大镇"之一的广东佛山，其中成药业兴起并行销全国，出现老字号陈李济（1600）等。浙江兰溪、慈溪药业繁荣，经营药业的商人散布各地，先后开设北京同仁堂（1669）（图 5-1）、广州敬修堂（1790）、杭州叶种德堂（1808）等药号。其他有名的还有汉口叶开泰（1637）、苏州雷允上（1734）等中药老字号。此外，安徽亳州、河北安国、江西樟树、河南禹州等药材市场也开始兴起。医药商业的发展为民众就医购药提供了便利，也为政府、士绅的医药慈善活动提供了支持。

▶ **参阅线上平台视频：5.1 明清社会文化与医政**

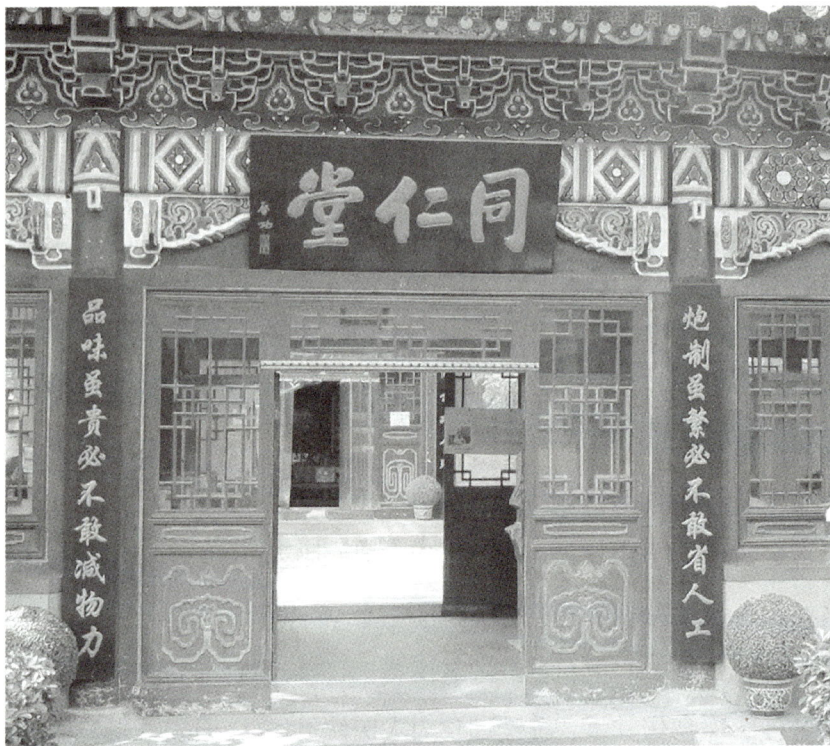

图 5-1 中药老字号北京同仁堂

（店训"炮制虽繁必不敢省人工，品味虽贵必不敢减物力"，体现了传统药业道德）

第二节　医学各科流派纷呈

明清时期医学理论深化发展，医学临床也呈现出多样风格。对于同一领域内其类型或特色有明显不同的群体，后世常称之为"流派"。流派的出现是医学丰富发展的形式之一。

一、温补学派及有关争鸣

明代，出现了一些善用温补方药的医家，代表人物有薛己、张介宾和赵献可等，均有独到的医学理论。

　　刘完素、朱震亨等重视火证、偏用寒凉的思想流行后，有的医家在实践中有不同见解。如明代薛己（1488—1558），字新甫，号立斋，吴县（今江苏苏州）人。他曾任太医院使，编有《薛氏医案》系列著作，其中《内科摘要》一书，是第一本以"内科"命名的书籍。他的著作中多附有医案及评论，学术上注重脾肾虚损，用药多补益脾肾，被认为是温补学派的始创者。

　　明代后期的张介宾（1563—1640），字会卿，号景岳，又号通一子，山阴（今浙江绍兴）人。他著有《景岳全书》（1640），是一部综合性医籍。其中有多篇专论专门批评刘完素、朱震亨的观点，并且针对朱震亨"阳有余阴不足"之说，提出了"阳非有余""真阴不足"及"人体虚多实少"等论点，他说："夫人之所重者，唯此有生，而何以能生，唯此阳气，无阳则无生矣。"其用药善于温补肾阳，主张慎用寒凉与攻伐方药。他善创新方，将古方和自创方分列为《古方八阵》《新方八阵》，按补、和、寒、热、固、因、攻、散"八略"排列，其中如左归丸、右归丸等补肾名方在后世应用广泛。

　　与张介宾观点相类似的还有赵献可，字养葵，鄞县（今浙江宁波）人。他著有《医贯》（1617），发挥了命门学说。他强调"命门之火"是人身至宝、性命之本，人体生机盛衰系于此火的强弱，临床应当注重温补命门之火，并喜用八味丸与六味丸等。

拓展阅读

命　门

　　命门在中医学理论中有不同的说法。张介宾和赵献可的命门学说认为，命门蕴藏先天之气，包含肾阴和肾阳两方面的功能，对五脏六腑的功能发挥着决定性的作用。先天之气可补不可泻，因此他们形成了"温补命门"的思想。

　　温补学派的思想得到广为流传，但随之也出现争议。清代徐大椿（1693—1711）、陈修园（1753—1823）对温补派的主张提出了反对观点，抨击温补派使用辛热峻补。徐大椿撰《医贯砭》批评赵献可，陈修园撰写《景岳新方砭》批评张介宾，语气都很激烈。

总体而言，不同学派的出现丰富着中医的理论与临床，但专主某一学派则往往易于偏颇。学术争鸣有助于避免某种治法的过度滥用，促进全面地看待各种学术思想。

▶ 参阅线上平台视频：5.2.1 温补学派三大家

二、医经研究的不同类型

明清时期，对《黄帝内经》的整理和研究也更为深入。根据形式的不同，可以分为以下两类。

一类是对全文进行注释和解读。有代表性的如明代马莳撰《黄帝内经素问注证发微》《黄帝内经灵枢注证发微》（1586），将《黄帝内经》两部分重新分卷并加以全面注释，为现存最早的《黄帝内经》全注本。清初张志聪、高世栻与一众门人共同创作《黄帝内经素问集注》《黄帝内经灵枢集注》（1672），高世栻另外还著有《素问直解》。由于张、高等均为钱塘（今浙江杭州）人，后世也将他们称为"钱塘医派"。

另一类是对《黄帝内经》进行分类或节要注释。代表性著作为张介宾的《类经》（1624）32卷。该书将《黄帝内经》的《素问》《灵枢》两部分"以类相从"，系统分类，共分为摄生、阴阳、藏象、脉色、经络、标本、气味、论治、疾病、针刺、运气、会通等12类，对经文逐一进行阐发。此外，他还编撰有《类经图翼》《类经附翼》，以图解和阐述补充《类经》内容。

明代李中梓的《内经知要》（1642）属于节要分类的著作，从《黄帝内经》中节选出精华篇章，分为8类加以注释阐发与校勘，有助于初学者。此外还有汪昂的《素问灵枢类纂约注》、薛雪的《医经原旨》、黄元御的《素问悬解》和《灵枢悬解》等有一定影响。

三、伤寒研究的分支派别

明清时期，研究《伤寒论》的学者更多，在深度与广度上都较前代有了新的发展。由于传世的《伤寒论》是王叔和据残简整理的，内容既不完整也不连贯，研究者对流传本的合理性和研究方法提出不同意见，形成后世所说的"伤寒三派"。

明代方有执撰《伤寒论条辨》（1593），提出王叔和整理《伤寒论》时，编次存在错简，致使原文费解，于是对《伤寒论》原文重新编排，去除"伤寒例"篇，将太阳病篇以风伤卫、寒伤营、风寒两伤营卫进行分类，即主张"三纲鼎立"说。其后喻昌《尚论篇》（1648）也持此说，响应者不少，形成了伤寒学上的"错简重订"派。

拓展阅读

三纲鼎立说

中医学认为，卫主气在表，营主血在里。风邪较轻故伤卫，寒邪较重故伤营，两者兼有的则为两伤营卫，分别用桂枝汤、麻黄汤、小青龙汤为主治疗。方有执以这三方的条文为首，称为"三纲"，然后将太阳病的条文归属为三类，故称为"三纲鼎立"。

明末以张遂辰为主的医家则主张应遵循《伤寒论》的现有编次，不宜轻改。他以王叔和编、成无己注的版本为基础，编成《张卿子伤寒论》（1644）。他的弟子张志聪著《伤寒论集注》（1683）、张锡驹著《伤寒论直解》（1712），后世陈修园著《伤寒论浅注》（1803），均主张原文前后相贯，不能轻改。他们被称为"维护旧论派"。

清代柯琴撰《伤寒来苏集》（1674），该书由《伤寒论注》《伤寒论翼》《伤寒附翼》三书合编而成。书中用六经分篇、以证分类、以类分方的方法研究《伤寒论》。清代尤怡（字在泾）撰《伤寒贯珠集》（1729），将《伤寒论》的治法分为正治、权变、斡旋、救逆、类病、明辨、杂治法等，切合临床实际。清代徐大椿（字灵胎）撰《伤寒类方》（1759），将《伤寒论》113方分为桂枝汤类、麻黄汤类、葛根汤类、柴胡汤类等12类方，每类先论主方条文，在主方下列同类方。他们注重从运用的角度来发挥《伤寒论》的思想，后世称之为"辨证论治派"。

▶ 参阅线上平台视频：5.4.4 文献研究新成就

四、温病学说的形成

《难经·五十八难》说："伤寒有五，有中风，有伤寒，有湿温，有热病，有温病。"说明古代的"伤寒"有广义和狭义两种意义。张仲景《伤寒论》的内容一般认为以狭义伤寒为主，历代医家补充了不少温病、热病等方药，只是仍从属于广义"伤寒"的名义之下。为了更好地发展对温热病证的认识，一些医家主张温病应当脱离伤寒体系。

明末，吴县（今江苏苏州）医家吴有性（1561—1661？）著《温疫论》，被认为是第一本温病学著作，同时也是第一本疫病学著作。书中指出，"温"为"瘟"的古字，提出"温热之原，非风寒所中""伤寒、温病，自是两途"的观点，反对治"温热病用桂枝、麻黄"。吴有性又指出，疫病的成因不同于普通外感，开篇即说："夫温疫之为病，非风、非寒、非暑、非湿，乃天地间别有一种异气所感。""异气"又称"戾气"，是客观存在的一种病邪，是引起传染性疾病的原因。在治疗上，温疫也不同于伤寒外感。初起者，吴有性主张不用解表法而采用"开达膜原"之法，自创名方达原饮；又主张"客邪贵乎早逐"，即温疫应及早应用泻下法，有别于伤寒有里证才能用下法的原则。这些对于瘟疫的治疗都是创新性的观点。

▶ 参阅线上平台视频：5.2.2 治疫先锋吴又可

吴有性虽区别了"温疫"与"伤寒"，但认为"温病"即"温疫"，其范围过于狭窄。清代叶桂、薛雪、吴瑭、王士雄等进一步完善有关温病的理论，形成了温病学派，他们又被后人称为"温病四大家"。

1. 叶桂

叶桂（1667—1746），字天士，号香岩，吴县（今江苏苏州）人。他学医博采众长，曾先后师从17位名医，成为一代医学大家。他的著作《温热论》是由学生顾景文据其口授整理而成。该书的主要成体现在两个方面：首先是阐明了温病的发生和发展规律。叶桂指出："温邪上受，首先犯肺，逆传心包。"用"温邪"的提法，区别于以往所说的"寒邪"内伏之说。"犯肺"即从口鼻清窍而入，区别于伤寒从皮毛而入。因其传变规律不同于伤寒的六经传变，叶天士提出"大凡看法，卫之后方言气，营之后方言血"的新理论，指明了温病的卫气营血传变规律。其次是发展了温病的诊断和治疗方法。叶桂对于察舌、验齿等方面做了大量细致的阐述，并针对卫气营血的不同阶段提出相应治法，如说"在卫汗之可也，到气才可清气，入营犹可透热转气……入血就恐耗血动血，直须凉血散血"，被推崇为温病论治的总纲。

▶ 参阅线上平台视频：5.2.3 叶天士

2. 薛雪

薛雪（1681—1770），字生白，号一瓢，吴县（今江苏苏州）人。薛雪多才多艺，幼习诗文，工画兰，善拳勇，对医学尤其精通。他撰写的《湿热条辨》，分35条辨析湿热病的病因病机，提出辨证论治要领，阐述湿热病的各种临床表现、变化特点及诊治法则。他说"湿热病属阳明、太阴经者居多，中气实则病在阳明，中气虚则病在太阴"，这里的阳明、太阴分别指胃和脾，阐明了湿热病与脾胃功能的密切相关性。

▶ 参阅线上平台视频：5.2.4 薛雪

3. 吴瑭

吴瑭（1758—1836），字鞠通，江苏淮阴人。他撰《温病条辨》（1798），明确强调温病与伤寒完全不同。书中将温病分为9种，即风温、温热、温疫、温毒、暑温、湿温、秋燥、冬温、温疟，确定了温病学说的研究范畴。同时吴瑭又创立"三焦辨证"，以心肺、脾胃、肝肾划分上、中、下三焦，对温病的传变规律进行了新的概括，并提出治上焦如羽、治中焦如衡、治下焦如权的学术观点。他创立的一系列方剂诸如桑菊饮、银翘散等，至今仍是临床的常用方剂。对于温热重症善于用安宫牛黄丸、至宝丹、紫雪丹等药救治，成效突出。

▶ 参阅线上平台视频：**5.2.5 吴鞠通**

拓展阅读

温病三宝

安宫牛黄丸、至宝丹、紫雪丹被称为"温病三宝"，因为它们可用于救治高热不止以致神志昏迷的患者。因热邪而导致的昏迷，中医学称为"热闭"。"温病三宝"性凉，善于开窍，可治疗热闭，因此属于"凉开"类药物。

4. 王士雄

王士雄（1808—1867），字孟英，号半痴山人，浙江海宁人。他的著述颇丰，其中《温热经纬》（1852）是一本集温病学说之大成的著作，书中博采《黄帝内经》《伤寒论》及叶桂、薛雪等有关温病的论述，加以中肯的评述。他将温病分成新感和伏邪两类，强调两者的不同，有助于认识古今温病学术的流变。

▶ 参阅线上平台视频：**5.2.6 王孟英**

温病学说兴起后，一些认为张仲景学术可治广义"伤寒"的医家对其进行批评，认为温病不必另立学说，遂成为"寒温之争"。也有的医家主张融合两派思想，较有代表性的是绍兴俞根初（1734—1799），他在著作《通俗伤寒论》（1774）中说，古代将外感通称为"伤寒"，为从俗故将书名称为"通俗伤寒论"。他认为张仲景的"六经辨证"可以针对广义伤寒，提出"六经钤百病"的说法；但在应用方药方面则自创101首新方，兼备对寒邪、温邪的证治，较少使用经方原方。

五、外科各学派

中医外科的发展中，在这一时期也出现了不少成就突出的医家。其中有三种著作影响尤其大，均有遵奉和追随者，被后人称为"明清外科三大派"。

1. 正宗派

"正宗派"源自陈实功（1555—1636）的著作《外科正宗》（1617）。陈实功，字毓仁，号若虚，崇川（今江苏南通）人。书中对外科病证提出"外之症则必根于其内"的思想，注意分析外在病变的内在病因。治法强调内外并重。外治方面记述多种外科手术疗法，如痈疽切开、鼻息肉摘除、脓胸穿刺排脓、气管及食管吻合、下颌关节脱臼复位等，还记载了对痔漏的枯痔、洗痔、熏痔、脱管、挂线等外治方法，同时善用腐蚀剂清除坏死组织，认为"使毒外出为第一"。内治则主张以"消、托、补"三法结合，注重脏腑气血的调理。陈实功还很注意医德，提出"医者仁术""惟在一点心，何须三寸舌"，并制定了"五戒十要"的行医规范。清代外科名医祁坤著《外科大成》，被认为也属于"正宗派"。

拓展阅读

消、托、补

消、托、补是中医外科总的治则。消法是使初起的肿疡得到消散，不使邪毒结聚成脓。托法是用补益气血和透脓的药物扶助正气、托毒外出，以免毒邪扩散和内陷的治疗法则；适用于成脓期。补法是用补养的药物，恢复人体正气，使疮口早日愈合；适用于溃疡后期。

2. 全生派

"全生派"源于王维德（1669—1749）所著《外科证治全生集》（1740）一书。王维德，字洪绪，吴县（今属江苏）人。他在学术主张上与"正宗派"有别：一是反对滥用刀针手术，批评"世之宗其法治，尽属刽徒"，并且忌用腐蚀药物，主张对痈疽保守治疗，"待其自溃"。二是注重阴阳辨证，把外科病证分为阴阳两类，认为痈为阳、疽为阴，反对寒凉清火法治疗阴证，主张阴证当以"阳和通腠、温补气血"为法，并创制阳和汤、犀黄丸等名方。赞同并发展其主张者有许克昌和毕法合著的《外科证治全书》（1831）及邹岳著的《外科真诠》（1838）等。

3. 心得派

"心得派"源自高秉钧所著的《疡科心得集》（1805）。高秉钧，字锦庭，锡山

（江苏无锡）人。他强调"虽曰外科，实从内治"，注意从内科角度论述和治疗外科疾病。他吸收了温病学派的思想，认为外科病证与温病有相似之处，认为"在上部者，俱属风温风热""在中部者，多属气郁火郁""在下部者，俱属湿火湿热"。治疗用药也多用温病方法，如对疔毒走黄，采用紫雪丹、至宝丹及犀角地黄汤等温病药方治疗。

▶ 参阅线上平台视频：5.2.7 外科三大派

第三节 医药名著成就突出

明清时期医林名家辈出，因而名著琳琅满目。除以上已经介绍的名医名著外，本节再从不同学科或领域的角度，列述其他影响较大的名著。

一、本草名著

明清时期，本草学术向两个方向发展：一种是继续积累、增补和汇编药物知识，代表者如《本草纲目》《本草纲目拾遗》；另一种是注重结合临床运用，发挥药性理论，代表者如《神农本草经疏》《神农本草经三家注》《本草备要》等。

1.《本草纲目》

李时珍（1518—1593）编著的《本草纲目》是明代最重要的本草学著作。李时珍，字东璧，晚号濒湖山人，蕲州（今湖北蕲春县）人。他出生于世医之家，科举不第后从父学医。因深觉本草典籍错讹颇多，于是发愤加以编集重订。李时珍用了11年时间博览群书，摘录资料，又用16年时间走访各地，亲自察看药材，足迹遍及湖广、河北、河南、江西、江苏、安徽各地，于1578年著成《本草纲目》一书。但当时无力刊印，在他去世后，1596年才由其子将此书在金陵（今江苏南京）刊行，即最早的金陵本。本书问世后，各地纷纷翻刻，形成了不同的版本系统。

《本草纲目》全书共52卷，载药1892种，附图1109幅（图5-2），方剂11096首。书中采用了新的药物分类法，共分16纲，62目。16纲分别是水、火、土、金石、草、谷、菜、果、木、器服、虫、鳞、介、禽、兽、人，体现了"从微至巨""从贱至贵"的排列顺序，是一种先进的自然分类学。在内容方面，对药物依照校正、释名、集解、正误、修治、气味、主治、发明、附录、附方等体例，逐一进行详细考证和阐述，既详细引录前人论述，又记录自己的考察所见或运用体会。《本草纲目》问世后产生了巨大影响，在国内外均广泛流传，先后被译成日、朝、拉丁、德、英、法、俄诸种文字出版。

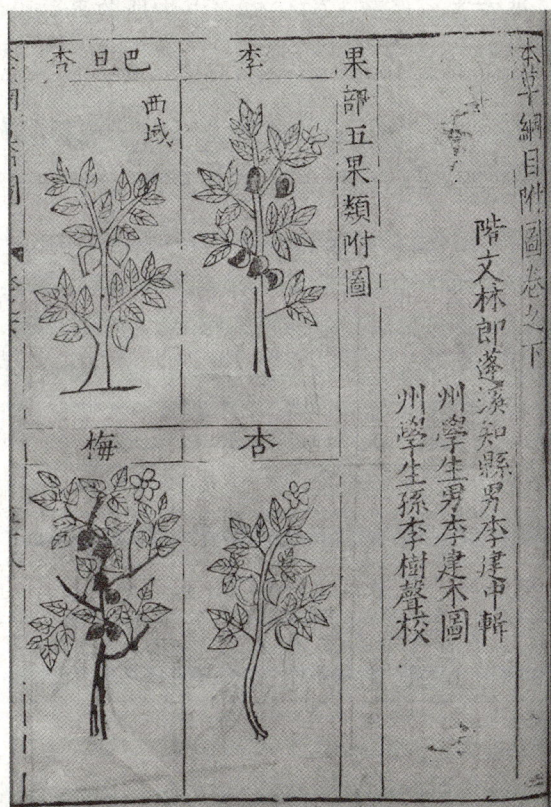

图 5-2 《本草纲目》（金陵版）中的药图

▶参阅线上平台视频：5.4.1 李时珍《本草纲目》

2.《本草纲目拾遗》

《本草纲目拾遗》（1765）作者为清代钱塘（今浙江杭州）人赵学敏，字恕轩，号依吉。全书10卷，载药921种，分水、火、土、金、石、草、木、藤、花、果、谷、蔬、器用、禽、兽、鳞、介、虫18部，其中有《本草纲目》未载的716种。增补的药物如西洋参、鸡血藤、胖大海等都是后世常用药物。

此外，明代刘文泰曾主持官修本草《本草品汇精要》，载药 1821 种，但成书后一直没有出版。同时也有一种署名为李时珍的《食物本草》广泛流行，载食物 1600 多种，均详述其性味功用。《医籍考》认为此书作者实为明末的姚可成。

3.《神农本草经疏》

明代缪希雍著《神农本草经疏》（1625）。书中所收药物并不限于《神农本草经》，同时虽然名义上是注疏之作，但并非着意于文字考证。他认为以往本草"总言药之主治，从未有发其所以然者"，故著此书旨在"据经以疏义，缘义以致用"。他基于天人相应的思维阐明药性原理，例如对半夏指出"得土金之气，兼得乎天之燥气，故其味辛平苦温"，并就性味解释其主治各症。他注重避免药物误用，每药列"简误"一节说明其禁忌，如归纳半夏"其所大忌者，乃在阴虚血少，津液不足诸病"。其阐发药性理论的方式对后世影响很大。后来张志聪著《本草崇原》、叶桂（一作姚球）著《本草经辑要》和陈念祖著《神经本草经读》都采用类似方式。1803 年郭汝聪将以上三书合编，名为《神农本草经三家注》。

汪昂于康熙二十年（1681）前后著成的《本草备要》，以《本草纲目》和《神农本草经疏》为基础加以综合节要而成。该书精选 400 种常用药物，皆加以通俗的解说，适于临床应用。

二、方书名著

明清时期涌现出大量方书，既有鸿篇巨制，也有不少简明的验方汇编，同时出现了由博返约、注重方解的著作。

明朝初年，朱元璋第五子朱橚主持编成我国历史上最大的方书，名为《普济方》（1406），原书 168 卷，《四库全书》收录本改编为 426 卷，分 1960 论、2175 类、778 法，收录方剂达 61739 首。

1470 年刊行的《太医院经验奇效良方大全》，简称《奇效良方》，由明代先后两任太医院院使董宿和方贤主持编成，按病证分 64 门，每门有论有方，共载方七千余首。

其他有名的方书著作还有明代龚廷贤的《鲁府禁方》（1594）、清代叶桂的《种福堂公选良方》（1775）等。

以上著作虽然详载医方的功效、主治和药物组成，但多无"方解"，即对组方原理的解释。

明代晚期，开始出现注重"方解"的方书著作。新安医家吴崑（1551—1620）著作《医方考》（1584）6卷，按病证分为72门，收载方剂780首。他称此书"盖以考其方药，考其见证，考其名义，考其事迹，考其变通，考其得失，考其所以然之故，菲徒苟然誌（记）方而已。"本书注重分析方剂的组方原理，如解释当归补血汤说："黄芪多于当归数倍，而曰补血汤者，有形之血不能自生，生于无形之气故也。"这些解释对临床有很好的指导意义。

清代罗美编撰《古今名医方论》（1675）4卷，收载历代常用方剂与自订方150余首，有方论200余则。吴谦在编纂《医宗金鉴》时以此书为基础编为《删补名医方论》，使其影响得到扩大。

清代汪昂编撰的《医方集解》（1682）3卷，收载正方380余首，附方488首。该书在体例上进行了一次变革，不再按主治的病证分门，改为按方剂的功效进行门类划分，总计分为21门，如补养、涌吐、发表、攻里、表里等。选方注重"诸书所共取，人世所常用"的常用方，方解采录多家之言进行注解，着重阐明方剂组成之理，成为流传极广的方剂著作。

▶ **参阅线上平台视频：5.4.2 明清方剂学的发展**

三、综合性名著

明清学问渊博的儒医众多，他们注重医学理论和临床的源流演变，编集的大型专著兼具文献价值与实用价值，较重要的有如下几种。

明代医书《医学纲目》40卷，作者楼英（1320—1389），一名公爽，字全善，号全斋，浙江萧山人。本书广泛汇集医学文献百余种，多标明出处，并创用"纲目"法归类编排，"以阴阳脏腑分病析法而类聚之"，成为综罗百家、条理清晰的巨著。

明代王肯堂的《证治准绳》（1608），包括杂病、类方、伤寒、疡医、幼科、妇科共六科，故又称为《六科证治准绳》。各科内容都很详备，《四库全书总目提要》

称其"博而不杂，详而有要，于寒温攻补，无所偏主"，"为医家之圭臬"。

明代徐春甫的《古今医统大全》（1556）共有100卷，辑录230余部医籍，包括医经、医史、医论、脉法、运气、经络、针灸、本草、养生、临证各科证治和医案等内容。徐春甫于明隆庆二年（1568）在顺天府（今北京）成立"一体堂宅仁医会"，被称为我国历史上最早的医学团体组织，医会会员中有太医院院使、院判、御医、医官及户部郎中、吏部郎中、儒士、廪生等，他们当中不少人参与了《古今医统大全》校正工作。

清代，康熙皇帝下令陈梦雷主持编修大型类书《古今图书集成》（1723），其中有《医部全录》520卷，辑录自《黄帝内经》以来至清初的100余种医籍，分门别类地按不同主题编排，文献价值极高。

清乾隆时，诏太医院右院判吴谦、院使刘裕铎负责编修大型医学丛书《医宗金鉴》，于乾隆七年（1742）成书。全书分为《订正仲景全书伤寒论注》《订正金匮要略注》《删补名医方论》《四诊心法要诀》《运气要诀》《伤寒心法要诀》《杂病心法要诀》《妇科心法要诀》《幼科心法要诀》《痘疹心法要诀》《种痘心法要诀》《外科心法要诀》《眼科心法要诀》《刺灸心法要诀》《正骨心法要诀》15种，共90卷。该书图、说、方、论俱备，多以歌诀的形式编成，有助于诵读，被定为太医院医学教育的教科书，影响极为深远。

▶ **参阅线上平台视频：5.4.5 趣记与实用（前半部分）**

四、针灸推拿名著

在针灸方面，徐凤所著的《针灸大全》6卷，约成书于明成化至正德年间（1465—1521），收录针灸文献较全面。其后出现了集大成的专著《针灸大成》（1601），作者为杨济时（1552—1620），字继洲，浙江三衢（今衢州）人。他出身于太医之家，对针灸学素有研究，后来被嘉靖皇帝选为侍医，任职于太医院。他整理家传经验，著有《玄机秘要》一书，尚未刊行。不久杨济时用针灸治愈山西监察御史赵文炳所患痿痹，赵文炳出资刻印《玄机秘要》，"犹以诸家未备"，于是命靳贤广求群书，增补内容，编成《针灸大成》10卷。书中一方面收集针灸文献较全面，另一方面有杨济时独到的针灸学术经验。如"三衢杨氏补泻"对针刺的手法进行总结和规范，将手法概括为下手八法、十二字分次第手法，从临床实际出发，实用性强。

▶ **参阅线上平台视频：5.3.2 针灸治法的规范**

明清时期还有一些特种灸法流行。如太乙神针，是一种药卷灸法，据传由紫霞洞道人秘传给韩贻丰，后者著有《太乙神针心法》（1717），但未公布药卷的配方。雍正五年（1725），范毓䭲将药方改良后进行推广，后由周雍和于 1772 年整理为《太乙神针》一书刊行。

明末缥缈峰道士所传的《按摩十术》，收录于清代谢墉的《听钟山房集》，该篇认为按摩疗法"远胜针伤灸烂"，可以"日日行之"，主要内容为一套 10 式的自我按摩保健法。

明清时期还兴起了小儿推拿治法，出现了小儿推拿专著。龚云林的《小儿推拿方脉活婴秘旨全书》（1604），简称《小儿推拿秘旨》，首次使用"推拿"一词，又将常用推拿手法与运用经验写成歌诀，流传颇广。周于蕃著的《小儿推拿秘诀》（1605）详细介绍了"身中十二拿法"的穴位和功效，绘有周身穴图。

五、妇儿科名著

明代王肯堂《证治准绳》中的《女科证治准绳》影响颇大，明末武之望以此为基础，撰成《济阴纲目》（1620）一书，原为 5 卷，经清代汪淇评注重订成为 14 卷。书中将妇产科病证分为 13 门，每证有论有方，加以注释。收录方剂 1700 余首，集妇科临证之大全。

清代最有影响的妇科著作有两种，即《傅青主女科》《竹林寺妇科秘要》。

《傅青主女科》作者傅山（1607—1684），字青主，号朱衣道人。傅山学问渊博，诗、文、书、画均十分出色。明末时曾参与反清斗争，后隐居山西太原。清康熙时曾征召他入京，傅山坚决拒绝。傅山精通医学，留下不少医学手稿，《傅青主女科》是将他有关女科病证的证治经验和其他医家论述辑录而成，约成书于康熙十二年（1673）。书中详论带下、血崩、种子、妊娠、正产、小产、难产等方面的病证，并创制有完带汤、易黄汤、清经散、两地汤等名方。

▶参阅线上平台视频：5.4.6 跨界的医学名家

竹林寺位于浙江萧山，建于南齐年间，据传在后晋时寺僧高昙开始行医，成为竹林寺女科的创始人。南宋绍定六年（1233），竹林寺的净暹禅师治愈了谢皇后的重病，获宋理宗赵昀赐封为"医王"。其女科医术世代相传，至清代由人抄录其验方传于世。《竹林寺妇科秘要》（1771）20卷，分别由静光、雪岩、论印3位禅师纂成，共刊545方，流传颇广。

儿科著作中，明代万全（1495—1580）编成的《万密斋医学全书》（1549），影响较大。万全，又名全仁，号密斋，湖北罗田人，出身于世医之家，总结了祖辈及自己的医疗经验编成此书。全书包括10种医书，其中《育婴家秘》《片玉心书》《幼科发挥》《痘疹心法》《片玉痘疹》等都是儿科专著。如《育婴家秘》提出"育婴四法"，提出"预养以培其元""胎养以保其真""蓐养以防其变""鞠养以慎其疾"，强调从孕期开始就要注意保养调理。万全还认为小儿应注意调理脾胃，要求"调理但取其平，补泻无过其剂"，"五脏有病，或泻或补，慎勿犯其胃气"，均很有见地。

清代陈复正《幼幼集成》（1750）汇集儿科理论与临床经验较为全面。该书反对时人对小儿惊风滥立名目，造成混乱，主张分为误搐、类搐、非搐三类，辨证论治。对当时复杂的小儿指纹指法，提出"但以浮沉分表里，红紫辨寒热，淡滞定虚实"的简要原则。

清代庄一夔著《福幼编》（1777）、《遂生编》（1797），后人合为《庄氏慈幼二编》或《遂生福幼合编》。《福幼编》主要论治小儿慢惊，《遂生编》论治小儿痘疹，均主张以温补为主，反对寒凉消导。

六、五官科名著

中医眼科专著，以傅仁宇的《审视瑶函》（1644）为代表，该书又名《眼科大全》，初由傅仁宇编成，后经其子傅维藩等整理刊行。书中详述"五轮八廓"理论，提出"轮脏相应"的观点，指出该学说对诊察眼病的重要性。治疗方面提出眼病"非热不发，非寒不止"，但也要注意虚实，辨证论治。同时注重外科点药与内服方药相结合。书中有不少傅氏自制方，如驱风散热饮子、坠血明目饮、正容汤等。还有清代黄庭镜的《目经大成》（1741）3卷，载眼科理论、病证和用方较详，方剂仿张介宾之法，分为八阵，每阵列眼科方数十首。该书对金针拨障术记载颇详。

拓展阅读

五轮八廓

五轮八廓是中国古代医家阐述眼与脏腑相互关系而采用的说法。五轮指将眼由外向内划为5个部分，分属于不同的脏腑。胞睑为肉轮，属脾胃；两眦血络为血轮，属心与小肠；白睛为气轮，属肺与大肠；黑睛为风轮，属肝胆；瞳孔为水轮，属肾与膀胱（图5-3）。八廓是在外眼划分8个部分，一般多用自然界8种物质现象或八卦名称来命名，即天（乾）廓、地（坤）廓、风（巽）廓、雷（震）廓、泽（兑）廓、山（艮）廓、火（离）廓、水（坎）廓。

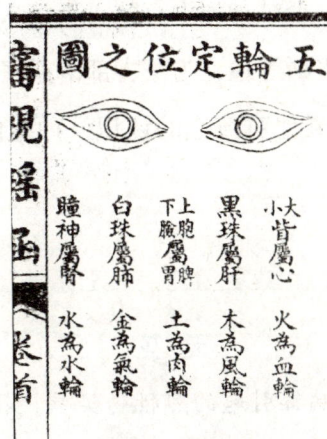

图5-3 《审视瑶函》中的"五轮定位之图"

明代薛己撰《口齿类要》（1528），为口腔和喉科专著。治法上体现薛己擅长温补的特色。清代尤乘著《喉科秘书》（1667），介绍了口、牙、舌、颈、面、腮等部位的常见病证及有效方药。

清代郑宏纲（1727—1787）撰《重楼玉钥》（1838）是成就和影响较大的喉科专著。郑宏纲，字纪元，号梅涧，安徽歙县人。该书著于1768年以前，后由其子郑枢扶等增补刊行。书中简要介绍了咽喉部的解剖生理，着重论述白喉、烂喉痧等急性疫喉的证治与预后，创立了喉科名方养阴清肺汤。

七、专病专论名著

临床中很多疑难病和传染病发病广、危害大，这一时期也出现了一些专门的论治著作。此外还有一些富有特色的中医学专题著作，均值得了解。

明末出现多种论治痨瘵的专著。痨瘵主要指肺结核，因疾病长期迁延，病人往往体质虚弱，并有咳血等症状。龚居中的《红炉点雪》（1630）认为该病病机为阴虚火炽，用药首推六味丸。胡慎柔的《慎柔五书》（1636）注重保护脾胃。汪绮石的《理虚元鉴》（1644）则提出"治虚有三本"，"三本"即治肺、脾、肾三脏，又以治脾为首。

明清时期，天花流行，危害很大。天花在古代又称"痘疮"。至迟在明代，我国发明了人痘接种术。清康熙二十年（1681），命内务府至江西求痘医，擅长人痘接种术的朱纯嘏被召到京城，经试种术有效，于是入大内为皇室子孙种痘，后来又被派赴蒙古科尔沁与鄂尔多斯等地，为蒙古部落亲贵种痘。朱纯嘏著有《痘疹定论》（1713）4卷，前3卷记载他对痘疮的认识、种痘的方法及治疗心得，第4卷专论麻疹。

拓展阅读

天 花

天花是一种滤过性病毒引起的烈性传染病，得病后浑身出现痘疹，并容易出现并发症，死亡率较高，痊愈者身上可留下永久性的皮肤斑痕。同时痊愈者体内形成抗体，可避免再次得病。人痘接种术就是采用人工、低毒的办法让健康人产生抗体，达到免疫的效果。

1821年，我国暴发真性霍乱大流行，死亡惨重。此后仍有持续流行。1828年，王士雄著成《霍乱论》，成为首部关于此病的专著。1862年王士雄避乱于上海，又逢霍乱大流行，于是他重新修订，名为《随息居重订霍乱论》。他将霍乱分为热证和寒证两大类，主要从湿热立论，创立蚕矢汤等名方治疗。

刊行于 1830 年的《医林改错》一书，也针对 1821 年霍乱大流行拟有解毒活血汤进行治疗。该书又是一本关于解剖的专题著作。作者王清任（1768—1831），字勋臣，河北玉田人。他重视人体知识，强调"业医疗病，当先明脏腑"，并说"著书不明脏腑，岂不是痴人说梦；治病不明脏腑，何异于盲子夜行"。而前人医著中有关脏器的描述多有错误，因此他广泛探求，经常在义冢墓地及刑场上观察尸体，绘制了一系列人体内脏图形（图 5-4）。他在中医学史上第一次正确描述膈肌，肯定了脑主宰思维记忆的功能。他还根据解剖观察认识，结合气血理论，创立了一系列行气活血化瘀名方，如补阳还五汤、血府逐瘀汤等，对后世有重要影响。

▶ **参阅线上平台视频：5.4.3《医林改错》越改越错？**

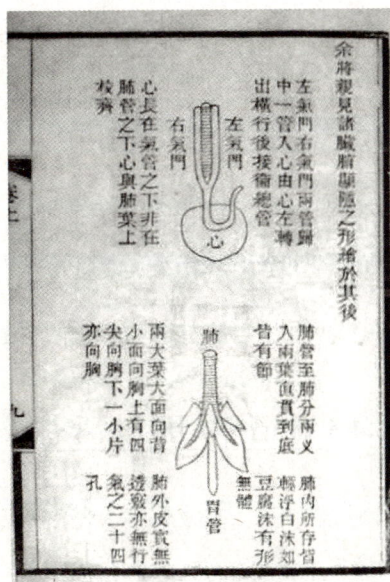

图 5-4 《医林改错》中的脏腑图

清朝初年成书的《石室秘录》（1687），署名作者为陈士铎，字敬之，号远公，山阴（今浙江绍兴）人。本书是一本中医治法专题著作，共列 128 法，统治内、外、妇、儿、伤五科 406 症。其治法罗列全面，如卷一就有正医法、反医法、顺医法、逆医法、内治法、外治法、大治法、小治法、偏治法、全治法、生治法、死治法等，颇为独特。一说此书本为傅山所著，经陈氏补定整理而成。

八、普及性名著

明清时期，各种医药类入门书广泛流行，为有志于学医者入门打下基础，也可供社会人士了解医学知识。

其中一类是着重于记诵的歌诀类著作。明代有李时珍编的《濒湖脉学》（1564），为27种脉象编写了"体状诗""相类诗"和"主病诗"等七言诗歌，便于诵习。龚廷贤的《药性歌诀四百味》，载于其《寿世保元》（1615）卷一，是关于本草的四言韵句，被后世广为采用。清代汪昂著有《汤头歌诀》（1694），是关于方剂的七言歌诀。清代流行最广的则是陈念祖的《医学三字经》，为三言歌诀，内容全面，既有医史源流，也有病证治法。陈念祖推崇张仲景方药，因此又将《伤寒论》中的方剂编成《长沙方歌括》，其子陈灵石将《金匮要略》中的方剂编成《金匮方歌括》，均很有名。

另一类是注重内容精要而形式不限的入门书。明代李梴的《医学入门》（1575）8卷流行甚广，其内容包括医史源流、医学理论、临证各科等，其中有的内容也采用歌赋形式，又加以注解说明，便于应用。

清代程钟龄的《医学心悟》（1732）也是为便于授徒而编写的，其内容并不面面俱到，但突出要点，如书中的"医门八法"，将病机概括为寒、热、虚、实、表、里、虚、实，将治法总结为汗、和、下、消、吐、清、温、补，均为后世沿用。

▶ **参阅线上平台视频：5.4.5 趣记与实用（后半部分）**

九、医案医论名著

医案是治病过程记录，能直接体现医家治疗思想，给后人以真切的启示。明清对医案的整理成绩也很突出。

明代著名的著作有《名医类案》，由江瓘于1549年编成，后由其子于1591年刊行。此书广泛收集明以前医药著作及史传子集文献等书中的名医治验例案。全书共12卷，按病证分为205门，以内科病案为主，兼及外、妇、儿、五官、口腔等病证。每案详载姓名、年龄、体质、症状、诊断和治疗，在一些医案后并加有按语，阐发己见。本书为我国第一部医案专著，对后人有较大参考价值。

清代医家魏之琇编成《续名医类案》（1774）36 卷，广泛收集《名医类案》缺漏及明以后新见医案，分 345 门，分类条理清楚，选案广泛，其中也包括他个人的治验医案。此书的优点是作者所加的夹注和案后按语有所发明，以便后人效法。

这一时期还有不少个人医案，如明代汪机的《石山医案》、孙一奎的《孙文垣医案》、薛己的《薛氏医案》等。清代此类著作更多，最有名的则是叶桂的《临证指南医案》（约 1746），由华岫云等人据叶桂的诊病记录编成，医案描述及门人的解读，反映了叶桂论治杂病的思想，如脾胃分治、阳化内风、奇经辨证、久病入络等理论，深受医家重视。

这一时期医论著作也为数众多。其中明代王纶的《明医杂著》（1502），既有评述名家学术的篇章如"仲景东垣河间丹溪诸书孰优"等，也有关于临床病证的心得论述。清代唐大烈所编《吴医汇讲》是向当时众多医家征文然后汇编成册的著作，1792—1801 年陆续刊行，被后世称为最早的中医杂志。名医徐大椿的《医学源流论》（1757）中有"用药如用兵论""四大家论""医非人人可学论"等颇具见地的见解，影响较大。

十、养生名著

养生名著在明清时有勃发之势，既有各种丛书和类书，也有个人专著。

丛书中，明代钱塘（今浙江杭州）人胡文焕所编《寿养丛书》是养生著作丛书，除收录前代多数养生著作外，还有他本人编校的《摄生集览》《类修要诀》《养生食忌》《香奁润色》等书。其中《香奁润色》为女性专著，辑录各种关于女性家居生活、美容美发、疾病防治等方面的资料及处方，别具特色。

明代周履靖于明万历二十五年（1597）刊行的大型丛书《夷门广牍》中，设"尊生"类，收录多数养生著作，其中有他本人所辑的《赤凤髓》《唐宋卫生歌》《益龄单》等。其中导引术专著《赤凤髓》选录历代多种导引功法，并绘图演示，便于学习。

明代高濂所辑《遵生八笺》（1591）20 卷则属于类书，分为清修妙论、四时调摄、却病延年、起居安乐、饮馔服食、灵秘丹药、燕闲清赏、尘外遐举 8 个部分，分类收辑历代养生言论和方法，亦有他个人的见解，也是影响很大的养生著作。

个人专著中，明太祖朱元璋第 17 子宁献王朱权（1378—1448）著有《活人心法》《臞仙神隐》等养生著作。其《活人心法》2 卷中指出百病由心生，故书名"活人心"，上卷论述各种养生、导引之法和"补养饮食"方，下卷为治病和丹药方。《臞仙神隐》则论各种休养游乐之事，包括常用养生药物的种植和加工方法等。

明代医家万全著有《养生四要》（1549），所谓四要指寡欲、慎动、法时、却疾，各有详述。黄承昊著《折肱漫录》（1635），因作者幼年多病，故取"三折肱成良医"之义著成此书，其中既有医论医话，又有养形和养神专篇谈养生心得，强调"养生者，先养神，次养形"，内容丰富。

清代曹庭栋（1700—1785）撰《老老恒言》（1765），又名《养生随笔》，是关于老年养生的重要著作。全书共五卷。一二卷内容从日常起居生活的衣食住行各方面叙述老人养生的正确方法，主张平和情志、调养心神、慎重起居、适应寒暑；三四卷介绍和养生实践相关的一些日常生活物品，包括制作和使用方法；第五卷收录一百条粥谱，指出"粥能益人，老年尤宜"，详细分析各种粥食的营养特色和烹煮方法，非常实用。

▶ 参阅线上平台视频：5.3.4 养生功法的发展

第四节　医药、疾病与中外交流

明清时期，中国与海外交往密切，中医药对邻近国家和地区的影响增加，还传到欧洲等地。西方医学有部分传入中国。在中外交流中，一些新发疾病、外国药物也传入我国，产生了不小的影响。

一、中医在东亚的传播

我国金元名医李杲和朱震亨的学术思想在明代传到日本，对日本医学界产生了深远影响。

明朝初年，日本僧人月湖渡海来中国，住在杭州，得中国医家教导，悉心攻研丹溪学说。撰写《类证辨异全九集》及《济阴方》，阐发丹溪学说。不久，另一位日本医学家田代三喜 22 岁来华，随月湖习医 12 年，1498 年返回日本，医名大著。他论病以气、血、痰为本，与朱震亨的病机思想吻合。他的弟子曲直濑道三从师十年，后返京都行医，以治愈足利义辉将军之疾而声名大振，求诊者众多。他在京都建"启迪院"，收徒授业。著有《启迪集》等著作。曲直濑道三以后，形成了延续12 代的医学流派，称为"道三流"。

日本德川幕府（1603—1867）时期，名古屋玄医（1629—1696）提出了医学复古的主张，后继者后藤艮山（1659—1733）成为古方派的开山之祖。古方派否定宋金元医学，强调回归张仲景时代的知识体系。香川修庵（1683—1755）、吉益东洞（1702—1773）、吉益东洞之子吉益南涯（1750—1813）等医家都是古方派的代表人物。

受中国乾嘉考据学风之影响，日本还出现了汉方医学"考证派"。代表人物丹波元简撰有《素问识》《灵枢识》《医賸》等；丹波元胤撰有《医籍考》（1831），对历代 2800 多种中国医籍进行了多方面考证，是一部学术价值颇高的目录学专著，为中医文献学作出了重要贡献。

朝鲜李氏王朝（1392—1910）时，经常聘请中国医生诊病和教授医药知识，并派遣本国医生到中国学习，多次刊刻中国医书。鼓励输入中国药材，推行"乡药化"。1617 年朝鲜国内医院教习崔顺立等就医学疑难问题来中国求教，问答内容由中国御医傅懋光撰成《医学疑问》一书。1624 年明朝官员王应遴作《答朝鲜医问》，曾对朝医疑问予以书面回答。

朝鲜医家先后编写《乡药集成方》《医方类聚》等大型医书。其中《医方类聚》由朝鲜集贤殿副校里金礼蒙等所撰，整理和引用医籍有中国医书 152 部，收藏中朝医方 5 万多条。到了 1613 年又有许浚编写的《东医宝鉴》刊行，共整理 71 种中国医书和 3 种朝鲜医书而成。有些资料中国国内已失传，靠它们得以存留。朝鲜医学在吸收中医方药理论的基础上开始形成独立的学术体系。

13 世纪以前，已有不少中国医书在越南流传。14、15 世纪后，越南医家自编的医书开始出现。其中最具代表性的是 18 世纪时黎有卓的《海上医宗心领》。黎有卓（1720—1791 年），号海上懒翁，深受中国清代医家冯兆张所著《冯氏锦囊秘录》的影响，1770 年著成《新镌海上医宗心领》，由同仁寺于咸宜元年（1885）

刊行，被誉为越南第一部医学丛书。黎有卓亦因此被后人尊崇为越南传统医学的"医祖"。

▶ **参阅线上平台视频：5.5 中外医学交流**

二、与西方医学的早期交流

明末，一些西方传教士来华，带来了一些西方医学知识。意大利传教士利玛窦（P.Metthoeus Ricci，1552—1610）与中国学者徐光启等合作所译的《西国记法》，记载有神经学说等西医学内容。意大利传教士熊三拔（P.Sabbathinus de Ursis，1575—1620）著《泰西水法》，涉及消化生理学内容。意大列传教士艾儒略（P.Julius Aleni，1582—1649）著《性学粗述》，介绍了血液循环原理，讨论了呼吸与循环之间的关系等。瑞士传教士邓玉函（P.Joannes Terrenz，1576—1630）等人翻译有《泰西人身说概》和《人身图说》（与龙华民、罗雅各等合译）。康熙三十一年（1692），法国传教士洪若翰（P.Joames Fontaney，1643—1710）和葡萄牙传教士刘应（Mgr Claudusde Visdelou，1656—1737）曾用金鸡纳治愈康熙所患的疟疾。

传教士也把中医药学知识介绍到欧洲。波兰传教士卜弥格（P.Michael Boym，1612—1659）著《中国植物志》于1656年12月在维也纳出版。书中共介绍21种中国或亚洲的植物和8种中国的动物。他还有《中医的秘密》《中医指南》《医学的钥匙》（图5-5）等关于中医的手稿后来陆续出版。法国的杜赫德（J.B.Du

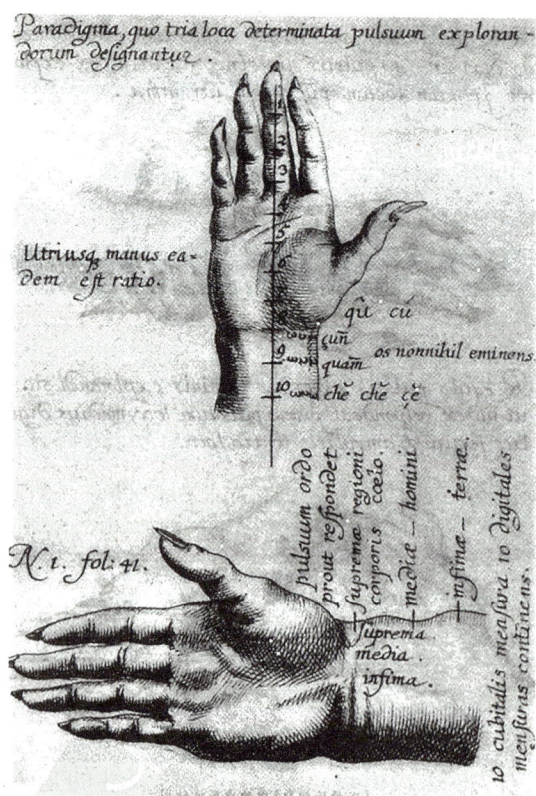

图 5-5　卜弥格《医学的钥匙》中的中医诊脉部位说明图

Halde，1674—1743）根据传教士寄回欧洲的各种资料编成《中华帝国全志》，1735年在巴黎出版，其中节译了《脉诀》《本草纲目》等书的内容。17、18世纪，针灸术已引起欧洲人的关注，有多种介绍针灸的书籍出版。

三、传染病的传播及防治技术的交流

随着中外交往的增多，一些传染性疾病出现跨国流传。例如性接触传染病梅毒，在我国古代并无确定的记载。明朝中叶，梅毒开始在我国流行。一般认为该病从南方传入。在欧洲，15世纪末至16世纪初哥伦布航海后出现梅毒盛行。16世纪初，若干葡萄牙商人首次抵达中国广东，此后经常在澳门及其他港口活动。梅毒开始在广东等地出现，并逐渐传到全国。中医学将其称为"霉疮""杨梅疮"，又叫"广疮"等。李时珍《本草纲目》记载："杨梅疮，古方不载，亦无病者。近时起于岭表，传及四方。"他还记载土茯苓可用于治疗梅毒。这种药流传到国外后，被称为"中国根"。

预防天花的人痘接种术在明末传到日本。永历六年（1652）前后，名医龚廷贤的弟子戴曼公到日本，向日本医界传授了人痘接种术。清初康熙皇帝在清宫中大力推行人痘接种术，引起世界其他国家的关注与仿效。1688年俄罗斯派人到中国学习痘医。1721人痘接种术传入英国，接着又传至欧洲大陆，尔后又传到美洲。18世纪末，在中国人痘术的基础上，英国人琴纳发明了牛痘术，并在欧洲开始推广。嘉庆十年（1805），东印度公司外科医生皮尔逊来到澳门行医，将牛痘带到中国，但因接种者不多，使浆种失传。嘉庆十五年（1810），洋商剌佛从菲律宾再次将牛痘种带到中国，得到广东十三行洋商支持，洋行会馆委托邱熺实施种痘。从人痘术到牛痘术的发展，反映了中外交流对医学发展的促进意义。

▶**参阅线上平台视频：5.3.1 人痘术的发明与影响**

中国古代医书中有"霍乱"病名，但并非烈性传染病真性霍乱。一般认为真性霍乱在清道光元年（1821）首次传入中国并引起大流行。这一年前后，全国多个地方发生严重流行。伍连德《霍乱概论》指出此病与当时的世界性霍乱流行有关，从

沿海多个地区传入我国。

【课后练习】

线上平台学习者完成平台发布的本章测验题。

【思考题】

1. 试述明清伤寒研究的分支学派。

2. 试述《本草纲目》的主要内容与成就。

3. 试述温病学说的主要著作与成就。

第六章

近代大变局

（晚清至中华人民共和国成立，1840—1949）

学习说明

本章介绍了近代中医与西医的汇通和论争。学习时可结合社会历史背景思考两种医学的异同，特别应当注意学术论争与行政施压的不同。同时还应关注在近代社会变革下，医学发展的新形式对中医药的影响。

1840 年鸦片战争爆发后，各国侵略者纷至沓来，清政府被迫签订了一系列不平等条约，中国沦为半殖民地半封建社会。1911 年辛亥革命后，清政府覆亡，终结了我国的封建帝制。中华民国成立后，建立了民族资产阶级政权，在政治制度、思想文化和科学技术等方面与西方近现代文明接轨，但未能改变落后的面貌。

这一时期，西方医学快速传入中国，中国出现了中西两种医学并存的局面。传统中医依然在不断发展，但受到文化和制度等多方面的冲击。

第一节　西医学的传入与中西医的比较和论争

近代一系列的不平等条约，为西方医学系统传入我国打开了大门。近代中医注意吸纳新知，学习西医知识并探讨中西医学的异同，形成了学术上的中西医汇通派。一些人士提出废止中医的观点，中医界对此进行了针锋相对的辩驳。

一、西医学在近代中国的传播与发展

1840 年前后，西医传入中国的途径有以下几种形式。

（一）开办医院和诊所

据统计，1805—1860 年陆续来华的传教医师约达 30 人，开设了 32 家诊所或医院，到 1887 年仅英美两国的传教医师已有 74 人。早期著名的来华传教士医生之一是美国的彼得·伯驾（Peter Parker，1804—1888），他在 1834 年 10 月到达广州，1835 年在广州开设眼科医局。1840 年眼科医局因战争而关闭，两年后重开，更名为眼科医院。1856 年第二次鸦片战争中医院被焚，接替伯驾主持该医院的另一位美国传教士医师嘉约翰（John Glasgow Kerr，1824—1901）于 1859 年到广州南郊另择新址重建，改名为博济医院，此后一直延续到 1949 年，成为在华历史最久的教会医院。

1844 年英国伦敦会传教医师雒魏林（William Lockhart，1811—1896）在上海南市建立中国医院，即后来的仁济医院，是上海最早的西式医院。1865 年英国传教士医师德贞（John Dudgeon，1837—1901）在北京将一间诊所改建为医院，1906 年与其他几个医院合并，称为协和医院，成为北京最大的教会医院。据统计，1907 年时中国的教会医院已达到 166 所。

（二）创办医学校

1866 年嘉约翰在博济医院附设南华医学校（又称博济医学校），成为中国最早的教会医学校。1888 年，在美国美以美会（The Methodist Episcopal Church）支持下，苏州医院医学校建立，1894 年改为苏州医学院。1896 年上海圣约翰学院建立医学系，1914 年改称圣约翰大学医学院。《辛丑条约》签订以后，教会医学教育迅速发展。1900—1915 年先后建立 323 所教会医学院校，几乎每省都有。1906年，英国伦敦会与英美其他 5 个教会合作在北京创办协和医学堂；1908 年正式开学，成为当时最大的教会医学校；1915 年洛克菲勒基金会接收后改为协和医科大学。华西协和大学 1910 年创立于四川成都，湘雅医学专门学校 1914 年创立于湖南长沙。

中国人自办的西医教育，最早的是 1881 年李鸿章在天津总督医院中附设的北洋医学堂，主要教席也由外国传教医师或外国军医所掌管。

（三）翻译医书和出版刊物

1851 年，英国人传教士医生合信（Benjamin Hobson，1816—1873）编译《全体新论》，是近代第一部中文版西医学著作。后来合信又译有《西医略论》（1857）、《内科新说》（1857）、《博物新编》（1859）和《妇婴新说》（1858），合称"合信氏医书五种"。博济医院的嘉约翰为博济医校编译了 34 种教材，主要有《西药略说》（1871）、《割症全书》（1881）、《外科学》（1891）等。

洋务运动兴起后，英国传教士德贞被委任为京师同文馆医学教习，他在 1875年出版《西医学杂论》《解剖学图谱》，1886 年他编译的《全体通考》又由京师同文馆出版，影响较大。

1865 年李鸿章在上海成立江南制造局，1867 年设翻译馆，聘请传教士和中国学者合作翻译西方科技著作。英国人傅兰雅（John Fryer，1839—1928）与中国助手赵元益（字静涵，1840—1902）合作译述《儒门医学》《西药大成》《保生全命论》等。

此外传教士还编辑中外文医刊，如嘉约翰主办的《西医新报》（1880 年创刊，季刊），是中国最早的西医学杂志。1887 年，中华博医会主办外文刊物《博医会报》，1932 年与《中华医学杂志》英文版合并。这些传教士编译的医书、医刊，极大地促进了西医学在中国的传播。

民国时期，我国逐步建立了中央到地方的各级卫生行政机构，颁布了一些有关尸体解剖、传染病报告、医学教育等方面的法规，成立新的医科专门学校或医学院。据统计，到中华人民共和国成立前，我国共有西医院校44所，在校学生1.5万余人；有公私医院2000余所，病床9万张左右，医药卫生技术人员3万余人。但传染病与流行病尚未能得到有效的控制，在近代中国，有多次重大的传染病疫情，如1910—1911年、1920—1921年和1947年东北地区的三次鼠疫大流行，1917—1918年内蒙古、山西鼠疫大流行，1932年、1938年和1946年的全国霍乱大流行等，死亡人数都在万人以上，最多超过5万人。

近代中国的西医学界还涌现出不少声誉卓著的学者、名医，像伍连德、颜福庆、林宗扬、汤飞凡、候宝璋、林振纲、沈克非、黄家驷、张孝骞、吴英恺、吴阶平等。

▶ **参阅线上平台视频：6.1.1 近代西方医学的传入**

二、中西医汇通的探索

近代不少中医学习西医知识，形成了以"中西医汇通"为取向的一股学术潮流。"中西汇通"之名始于清末徐寿《医学论》，自唐宗海的著作《中西汇通医书五种》刊行后流行于世。代表性医家如下：

1. 唐宗海

唐宗海（1846—1897），彭县（今四川彭州）人，著有《血证论》（1884）、《医经精义》（1892）、《本草问答》（1893）、《金匮要略浅注补正》（1893）、《伤寒论浅注补正》（1894），后来合成《中西汇通医书五种》，是近代影响最大的汇通医书。

唐宗海试图沟通中西医学，以适应时代需要。他认为中西医汇通的目标是"不存疆域异同之见，但求折衷归于一是"。在《医经精义》中他论证了不少医理一致的例子，如心主血、血管（脉）行血等，但其"三焦油膜说"等则被认为有些牵强附会。他又总结中西医特点为中医长于气化，西医长于解剖，并指出"气化"观念的优点是"能尽生人之妙""与天地同体"，而西医建立在尸体解剖的基础上，"止知其形，不知其气"。

2. 朱沛文

朱沛文，字少廉，广东南海人，生平不详，著有《华洋脏象约纂》（1893）。他通读中西医书，曾亲往西医院观看解剖，对中西医学均有深入了解。《华洋脏象约纂》专门探讨中西医学的人体知识异同，提出应"通其可通，并存互异"。朱沛文指出中西医对人体脏器功能的理论认识有着许多相同或近似的地方，像心主血、胃主消化等，可以共通；但又有许多互异之处，像中医学的精、气概念和经络学说等，为西医学所没有的理论，应当共存。总体上他认为中西医学"各有是非，不能偏主，有宜从华者，有宜从洋者"。

▶ **参阅线上平台视频：6.2.1 中西医能汇通吗？**

清末，主张"中西汇通"的著作还有罗定昌的《中西医粹》（1881）、郑观应的《中外卫生要旨》（1890）、刘廷桢的《中西骨格辨正》（1897）、刘仲衡的《中西汇参铜人图说》（1899）和王有忠的《简明中西汇参医学图说》（1906）等。

三、中西医的论争

民国时期，新文化运动促进了"科学"与"民主"的传播，对旧文化进行了批判。有人简单地将中医看作旧文化，提出"医学革命"，废止中医。其代表人物是余岩（1879—1954，字云岫）。他于 1905 年赴日本公费留学，1908 年入大阪医科大学预科。他受到日本明治维新时废止汉医的影响，1914 年撰《灵素商兑》，以批判《黄帝内经》的理论不符合西医为主要论调。1916 年毕业回国后，他自设西医诊所行医，又著《余氏医述》（再版改名为《医学革命论集》）、《皇汉医学批评》和《古代疾病名候疏义》等，不断在各种场合建言政府取缔中医。

余云岫的言论受到许多人的批评。近代科学家杜亚泉 1920 年在《学艺》杂志上发表《中国医学的研究方法》一文说："鄙人相信余先生的医学……但是他批评中国医学的理论，说他欺伪，要一起推翻他，这一点鄙人却不以为然。"他反对单纯从西医的角度看待中医，认为中医阴阳五行等学说有其内涵。

恽铁樵对余岩的批评更为有力。恽铁樵（1878—1935），名树珏，别号冷风、焦木、黄山，江苏省武进县（现常州市武进区）孟河人。1911 年任商务印书馆编译。次年主编《小说月报》，以翻译西洋小说而著称于文坛。1920年辞去《小说月报》主编职务，正式行医，后曾创办"铁樵函授中医学校"。1922年恽铁樵出版《群经见智录》一书，指出余岩研读《黄帝内经》的出发点值得商榷，并针对《灵素商兑》中论阴阳、五行、脏腑等内容逐一加以批驳。他指出，中医脏腑不等同于西医解剖器官，用解剖概念给中医脏腑功能定位根本行不通，"《黄帝内经》非解剖的脏腑，乃气化的脏腑"，"《黄帝内经》之所谓心病，非即西医所谓心病。西医之良者能愈重病，中医治《黄帝内经》之精者亦能愈重病，则殊途同归也"。

▶ 参阅线上平台视频：**6.2.2 恽铁樵与张锡纯（前半部分）**

杨则民（1895—1948）在马克思主义思想影响下撰写的《内经之哲学的检讨》，提出不能单纯以自然科学的眼光看《黄帝内经》，要从哲学的高度认识《黄帝内经》的深刻内涵。他被称为中医界用辩证唯物主义观点研究《黄帝内经》的第一人。

第二节　中医药发展的新形式

在晚清时期受西方传入的科技文化影响，以及民国时期为适应新式卫生行政制度，近代中医药在学术、教育和医疗等方面的发展中有不少新形式，变得更加职业化和群体化。

一、争取行政和法律地位

1912年中华民国临时政府成立后，教育部先后公布《学校系统令》《专门学校令》和《公立私立专门学校规程》，规定了教育制度中的医学与药学教学内容，但未包含中医中药。1913年，以上海神州医药总会会长余伯陶为首，联合19个省市的医药团体，组织"医药救亡请愿团"赴京请愿，要求国家将中医药纳入教育体系，但未获成功。此后各地先后创办中医学校，但均不为政府教育行政承认，仅作为社会团体备案。

1922年5月，北洋政府颁布《医师（士）管理法令》，将西医称为医师，中医称为医士。其中《医士（中医）管理暂行规则》对中医约束甚多，引起全国中医反对，后来内务部宣布"暂缓实行"。

1928 年北伐胜利，南京国民政府成立卫生部。1929 年 2 月，国民政府召开第一届中央卫生委员会议。会上将中医视为发展卫生行政的障碍。余岩在会上的提案"废止旧医以扫除医事卫生之障碍案"中，将中医称为"旧医"，妄评"旧医所用者，阴阳、五行、六气、脏腑、经脉，皆凭空结撰，全非事实"，并说"旧医一日不除，民众思想一日不变，新医事业一日不能向上，卫生行政一日不能进展"，然后提出了一系列具体办法，包括：中医限期登记注册，在进行西医学习训练后方可执业；不准诊治法定传染病和发给死亡诊断书；不准登报介绍和成立"旧医"学校；检查新闻杂志，禁止非科学之医学宣传等。提案原则上被会议通过。

消息披露后，引起社会各界震惊。上海的神州医药总会、中华中药联合会等 40 余团体联合召开会议，决定组织"全国医药团体联合会"，联合全国医药界统一行动。3 月 17 日，全国医药团体代表大会在上海商总会举行开幕式，到会者计 15 省、131 个团体、262 人。大会会场上悬挂巨联，左书"提倡中医以防文化侵略"，右为"提倡中药以防经济侵略"。会议中，各省代表纷纷谴责中央卫生委员会的决议，并通过了杭州市中药业职工会提出的将 3 月 17 日定为中医药大团结纪念日（后称"国医节"）的提案。大会又通过组织请愿团的议案，讨论了要求政府准予中医加入学校系统等问题，并决定成立长期性的"全国医药团体总联合会"以组织抗争。会后请愿团代表谢利恒、随翰英、蒋文芳、陈存仁、张梅庵及秘书张赞臣、岑志良一行（图 6-1）赴南京，先后向国民党政府行政院、卫生部、教育部等机关请愿，获卫生部表态称不会执行废止中医的政策。但是此后不久，教育部颁布公告称中医办学不得称学校，应一律改为传习所；卫生部通令全国，中医不准设立医院，现有的中医医院一律改称医室。这些带有歧视性的政令再次引起全国中医界反对。1929 年 12 月 1 日，全国医药团体总联合会在上海举行第一次临时代表大会，出席者有 17 个行省及香港、菲律宾等地区 223 个团体的 457 位代表。大会议决组织请愿团，再次赴南京，分别向国民党中央执行委员会、行政院、立法院及教卫两部请愿。后来获国民政府文官处发公函称各部的不合理布告应予撤销。但尽管如此，政府各行政部门的政令仍然处处限制中医。

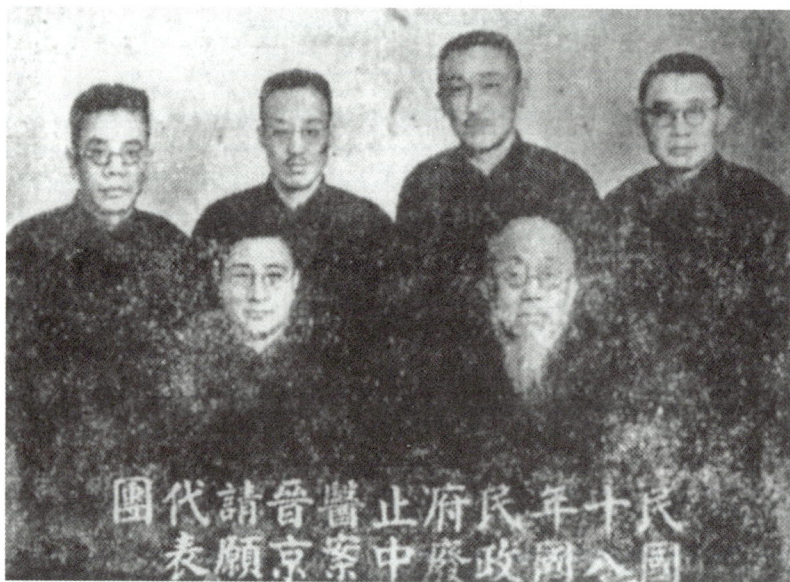

图 6-1　1929 年中医请愿团代表合照

▶ 参阅线上平台视频：6.3.1 中医抗争

为了争取在政府的行政机构中有一席之地，在中医界的努力下，1930 年 5 月，谭延闿、陈立夫、焦易堂等人联名，在国民党中央委员会政治会议上提出设立中央国医馆的建议，获得通过。1931 年 3 月 17 日在南京召开了中央国医馆成立大会，焦易堂任理事长。各省市也纷纷筹建国医分支馆。在各方力量的共同努力下，1935 年南京国民党政府制定《中医条例》，并于 1936 年正式公布，中医的合法权利从此有了法律保障。根据规定，卫生署内设立中医委员会，负责中医资格审查及行政事务。1938 年《中医学校通则》获国民政府教育部通过并正式颁布。1943 年国民政府公布《医师法》，也规定了中医的权利。1944 年国民政府考试院中医师考核委员会成立，开始进行中医师检核工作，1944—1948 年期间，通过中医师检核的有21831 名。1946 年，南京国民政府考试院开展全国中医师考试，1946—1948 年共举办 3 次中医师考试，及格者仅 600 人。

▶ 参阅线上平台视频：6.3.2 中央国医馆与中医医政

二、成立团体、学校和医院

中医团体组织的建立在 20 世纪初开始出现。1902 年，余伯陶、李平书等发起组织上海医会；1906 年 6 月成立上海医务会，入会者达 200 余人，是我国近代最早创办的中医学术团体。1907 年，周雪樵、蔡小香、丁福保、何廉臣等在上海创办"中国医学会"。1906 年广州、佛山的中医成立医学求益社，其宗旨为"以文会友，以友辅仁"，开展学术评议活动。1910 年北京成立"医学研究会"。中华民国建立后，有关的学会团体更多，较有影响的有"神州医药总会""武进中医学会""中西医学研究会""全国医药总会""中央国医馆医药改进会"等。这些学会和学术团体，在研究交流及团结抗争等方面均发挥了重要作用。根据目前所见资料统计，1913—1947 年各地创办的学会、研究会、医药改进会及中医协会、公会有240 多个。

清末，陈虬在浙江温州创办利济医学堂（1885），为近代最早的中医学校，从开办到 1902 年停办，培养了 300 多名中医人才。民国初年中医虽未被列入教育系统，中医界仍积极创办中医学校。1915 年上海丁泽周等人发起筹办上海中医专门学校，成为第一个得到内务部允准备案的中医学校，1917 年正式开学，谢观首任校长，名医陆渊雷、余听鸿、时逸人等任教，1931 年该校改名为上海中医学院。1918 年包识生等在上海创办神州医药专门学校。广东中医药专门学校于 1924 年开学，首任校长为卢乃潼。20 世纪 30 年代，中医办学掀起了一个高潮，据不完全统计，各种学社、讲习所或中医学校有 80 多所。抗日战争全面爆发后，各地中医学校大多停办。虽然在抗战期间国民党政府教育部通过了《中医学校通则》，但抗战后一些仅存的中医学校反而遭到取缔，如上海中医学院在 1947 年被迫关闭。

近代，借鉴西医诊所与医院的形式，出现了一些中医医院。最早有 1906 和1908 年清朝民政部卫生司分别设立的内城和外城官医院，医疗业务分中医、西医两部，设有传染病房。民国时不少中医学校和社团均附设医院。如上海广益中医院为上海中医专门学校附设，由校长丁甘仁及其子丁仲英于 1921 年创立，分南、北两院，丁仲英任院长，程门雪任主任。医院设病房，有病床 40 多张。1930 年丁仲英又创办华隆中医院及华隆分院作实习医院，同样开设有病床供患者住院用。广东中医药专门学校附设的广东中医院于 1933 年建成开业。医院有大小病房 20 间，病床 30 多张，另设有各科门诊、药房、治疗室、护理室、煎药室、太平间等，住院医师多为该校毕业生，由教师主诊及带教。1939—1941 年江苏省曾创立苏州国医医院，分设内科、外科、妇科、幼科、伤科、针灸科 6 科，有诊察室（门诊）和病房，病房有十余间，分头等至四等，共有 50 余张病床，对患者以经方治疗为主，对疗效进行详细统计。

三、出版杂志和编写教材

杂志是传播学术信息和知识的渠道。清末，中医界已经开始创办中医杂志，影响较大且延续至民国的有《绍兴医药学报》（1908）、《中西医学报》（1910）等。进入民国后，中医杂志出版更为活跃。1920 年到 1937 年是民国中医杂志出版的最活跃期，影响广泛的《医学杂志》（1921）、《中医杂志》（1921）、《医界春秋》（1926）、《杏林医学杂志》（1929）及中央国医馆的《国医公报》（1933）等均创办于这一时期。抗战全面爆发后，除《国医砥柱》（1937）等少数杂志仍在敌占区坚持印行外，大多数杂志因战事而停刊。新创办者多集中在后方省份如四川、广西、陕西等地。如重庆出版的《国医月刊》（1939）、成都出版的《国医改进月刊》（1941）等。

近代中医在创办学校教育过程中，逐渐按照近代教育理念，形成中医课程分科体系，编写中医系列教材。如清末浙江瑞安利济医学堂就以其编写的《利济元经》作为课堂校本。上海中医专门学校创办时开设课程 17 门，由任课教师编写教材，如丁甘仁编写的《脉学辑要》《医经辑要》《药性辑要》《丁甘仁医案》等，都是授课讲义。1928 年蒋文芳、秦伯未在上海组织召开了第一次全国中医学校教材编辑会议，全国 11 所中医学校的代表组成教材编辑委员会，初步讨论了编写教材的事宜。1929 年 7 月全国医药团体总联合会组织了"编制学程委员会"，召集全国各学校召开教材编辑委员会会议，达成一系列决议，明确了编写全国统一教材的指导思想，审定通过五年全日制中医专门学校应开设的各门课程和教学时数，议定了中医专校 29 门课程。虽然此后各中医学校的教材并未统一，但逐渐已形成比较完整的科目体系。

近代很多名医参与编写教材，如恽铁樵为其铁樵中医函授学校编写的《内经讲义》《脉学发微》等讲义 16 种，秦伯未为上海中国医学院编写的《国医讲义六种》，程门雪为上海中医专门学校编写的《金匮讲义》，傅崇黻为浙江中医专门学校编写的《运气学讲义》，陈伯坛为其伯坛中医学校所著的《读过伤寒论》《读过金匮卷十九》，管炎威为广东中医药专门学校编写的《伤科学讲义》，杨叔澄为北京中药讲习所编写的《中国制药学大纲》等，均有较高的学术价值。

▶ **参阅线上平台视频：6.3.4 中医发展新形式**

第三节　中医学术的新发展

近代中医既有传统学术的赓续与发展，也有形式与内容上的革新探索。这一时期在许多方面都取得了积极的成果，成为中医发展史上不可缺少的一环。

一、临床学术继续发展

伤寒学派和温病学派在近代既有论争也有融合，更有发展。清末伤寒名家陆懋修（1818—1886，字九芝）著《伤寒论阳明病释》四卷，强调伤寒法亦可治温病。郑寿全（1824—1911，字钦安）著有《医理真传》《医法圆通》《伤寒恒论》，认为"万病不离伤寒"，喜用温热扶阳药物。民国医家曹颖甫（1866—1937）撰《经方实验录》，其应用伤寒经方的翔实记录和可信疗效为众多医家推崇。祝味菊（1885—1951）的《伤寒质难》，以与学生问答的形式，论述关于伤寒的观点，他反对病邪有寒温之分，主张用根据人体对外邪反应而定的"五段"来代替"六经"，颇有新意。

温病方面，伏气学说受到重视。雷丰著《时病论》（1882）以四时为主线，阐述不同季节外感病的特点，并大力推崇伏气学说，对不同季节的伏气为病进行了详细分析。柳宝诒（1842—1901）的著作《温热逢源》（1900）专论伏气学说，同时亦推重伤寒六经辨证，认为可以用于温病。清末民初绍兴医家何廉臣增订清代俞根初的著作成为《重订通俗伤寒论》，综合伤寒温病两家学说，兼用伤寒六经辨证和温病三焦辨证方法。

拓展阅读

伏 气

一般外感温病发生，首先出现发热、微恶风寒、脉浮等"卫分证"，再发展到高热等"气分证"或更严重的"营分证""血分证"。但有时病邪进入人体潜伏下来，过一段时间后未经"卫分证"就直接出现"气分"甚至"血分"热证者，称为伏气温病。这说明临床现象复杂多变，医生需要具体分析，不能简单套用固定治法。

近代我国多次暴发传染病流行，各地中医在治疗疫证中取得了重要的成就。张绍修的《时疫白喉捷要》（1869）是第一部白喉专著，注重将白喉与他病鉴别，提出消风解毒、引热下行之法，创除瘟化毒散、神仙活命汤等有效方剂。耐修子的《白喉治法忌表抉微》（1891）则是主张白喉忌表的代表著作，强调切勿将白喉误作风寒表证而妄投辛散之品，致使毒邪内陷，酿成危候。关于鼠疫，1891 年吴存甫撰有《鼠疫治法》，1895 年罗汝兰在其基础上改编增补为《鼠疫汇编》。书中指出鼠疫的病因是由地气爆发，热气熏蒸，鼠先受之，人触其气，流行成疫；病机是热毒迫血成瘀；主张采用上、中、下三焦辨证，治疗宜用王清任《医林改错》中的活血解毒汤加减，成效显著，流传甚广。曹炳章的《秋瘟证治要略》（1918）针对当时世界性大流行的流行性感冒提出了系列治疗方药；他还著有《喉痧证治要略》（1936），论述白喉、痧喉两大病种的内服汤药法与外治手术治法，还介绍了西医的血清抗体疗法。

内科学术方面，江苏孟河医家费伯雄（1800—1879）以擅长治疗虚劳驰誉江南。道光年间曾两度应召入宫廷治病，著有《医醇賸义》（1863），以"醇正""缓和"为特色，主张"和治""缓治"，善取各家之长补偏救弊，以平淡之法获效。民国时期，彭承祖（1871—1949，字子益）于 1935 年著成《中医系统学原理》，后修订定名为《圆运动的古中医学》（1947），提出要"认识古中医学的本身真相"，用"中气为轴、四维为轮"的"圆运动"来解释人体气机。

近代名医医案也反映了医家的学术思想。《孟河丁甘仁医案》（1927）风格独特，所书的每一医案，详其舌苔、脉象、诊断，然后因病辨证，因证处方，论述往往引用《黄帝内经》而书，有理有法，对后学颇多启发。何廉臣编集的《全国名医验案类编》（1929），征集当时全国各地名医医案300余案，记录完整，包括患者性别、年龄、职业及所患疾病的病名、原因、证候、诊断、疗法、处方、疗效等，影响较大。

传统外科方面，清末江苏孟河医家马培之（1820—1898）著《外科传薪集》（1892），总结了自己平生常用验方、外用药，以及膏药的配制法，有关分科器械的使用等。他还有《马培之外科医案》（1893），记载42种外科病症治法，介绍临证经验。另一位孟河医家余景和（1847—1907，字听鸿）著有《外证医案汇编》（1891），合青浦陈学山等外证医案726首，以及余氏自己的部分医案。张山雷的《疡科纲要》（1917）融会中西，详述外疡的不同症状和脓血滋水形质的辨别，治疗以内服与外治相结合，介绍敷贴、吹、掺及内服方66则。

这一时期外治法有重要进展。吴师机的《理瀹骈文》（1864）是中国医学史上第一部外治专著，书中详述敷、洗、熨、熏、浸、盦、擦、坐、嗅、嚏、刮痧、火罐、推拿、按摩等各种治疗方法，尤其重视使用膏剂，称"膏可以统治百病"，并且强调外治中的辨证论治，主张"外治之理即内治之理"。

近代骨伤科方面，赵廷海的《救伤秘旨》（1852）介绍了拳击伤、骨折的处理步骤和治疗方剂，还有34个大穴伤损的治疗方药，以及治疗创伤骨折的验方14首。伤科专家杜自明（1878—1961）自幼习武，宗少林派武功，擅长点穴按摩结合弹筋拨络手法治疗筋伤。河南平乐郭氏起自清代嘉庆年间，民国时有郭春圃、高云峰等著名传人，整理出平乐正骨八法，注重内外兼治。江南石氏由石荣宗（1859—1928）奠基，擅长伤科内治，传人有石筱山、石幼山等。

针灸科方面，孙秉彝、赵熙的《针灸传真》（1923）论述"指针"之法，认为以指代针，其轻重浅深同样可起到迎随补泻作用而取效。黄竹斋的《针灸经穴图考》（1924）收集古今60余种书籍中有关针灸论述，对每个穴位做了比较正确的考证，而且在每穴之后引用不少医案，为针灸学术提供了较为丰富的参考资料。

妇科方面，陈秉钧（字莲舫）著《妇科秘诀大全》（1909），集前人大要而评论精到。张山雷著《沈氏女科辑要笺正》（1922），为浙江兰溪中医专门学校妇科读本，书中参用西医知识，但认为中医气血理论自有至理。此书曾多次印行，广为流传。

儿科方面，何廉臣的《小儿诊法要义》是小儿病诊断学专著，对小儿疾病的临床诊断具有较高的指导意义，其中提出"凡胎中病，要问遗传"，强调问诊要了解遗传情况。广东杨鹤龄曾任职广东省城各善堂及育婴堂官医生，经验丰富，其著作《儿科经验述要》（1949）列证18种，注重辨证精确，讲求实效。

二、中西参用领域扩大

在近代西方科学影响力不断增强的情况下，传统中医常常借用科学术语或结合西医学知识来论述。在基础研究领域，近代西医生理、病理、解剖、诊断等概念或学说逐渐被中医著作吸收。在针灸经络方面，近代承淡安著《中国针灸治疗学》（1931），"每穴必注明解剖"，讲述穴位局部解剖，并将穴位编成号码，用照片指示定位（图6-2），有利于初学者学习和运用针灸；他还提倡简化针灸手法，仅取补泻，不取其他。丁福保于1933年编写成《中药浅说》，将中药按西医药理论分为强壮健胃消化药、解热药、利尿药、镇痛镇静镇痉药、镇咳祛痰药、收敛药（或有止泻止血之效）、兴奋药、泻下药、变质解凝药、驱虫药10类。

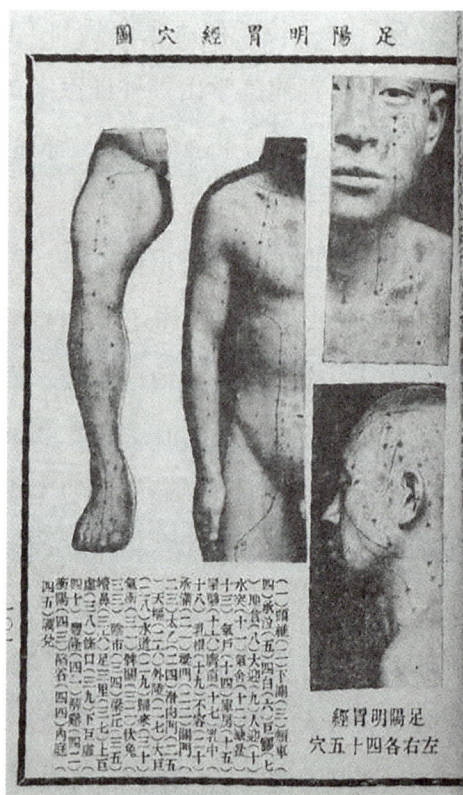

图6-2 《中国针灸治疗学》中的经穴图

在临床中借鉴西医西药的做法也很常见。张山雷所著《中风斠诠》（1917），一方面引证古籍，另一方面参照西医学说，详述中风病的病因病理和治疗。河北医家张锡纯撰《医学衷中参西录》，初刊于1918至1934年间，共7期。书中以参用西医和西药理论临证，如认为《黄帝内经》所论薄厥、煎厥，"即西人所谓脑充血也"

等；治疗上参考药理学用药，创"石膏阿司匹林汤"，主张"能汇通中西药品，即渐能汇通中西病理"。该书流传广泛，影响很大。

▶ **参阅线上平台视频：6.2.2 恽铁樵与张锡纯（后半部分）**

吴瑞甫（1872—1952）编著《中西温热串解》（1920），选录中医关于温热病论治的文献加以注解，并以西医解热治法为参照。陆渊雷著《伤寒论今释》（1930），完全摒弃风寒营卫之说，以近代医学科学理论来解释《伤寒论》的条文。时逸人（1896—1996）著《中国急性传染病学》（1933），参用中西医的传染病名称，按各病分定名、原因、病原、证候、病理、诊断、治法等予以整理与论述。

外科学方面，高思敬（字憩云）曾在天津养病院任外科主事，其《外科问答》（1906）注重参考西医手术方法。顾鸣盛的《中西合纂外科大全》（1918）、胡安邦的《中西外科大全》（1936）等都是中西并采。

三、图书文献的新成果

近代出现不少文献集成之作。晚清时按传统方式编集的方书，以鲍相敖的《验方新编》（1846）流传最广，该书收方 3240 首，注重可以"仓猝立办，顷刻奏功"者，在 1949 年前版本就达 170 多种。丁丙择宋元明时期精要医籍十种辑为《当归草堂医学丛书》，于光绪四年（1878）刊行，影响较大。一些学者如杨守敬、孙诒让等在日本访书，使一些国内失传的医籍如《太素》《大观本草》《易简方》等回归中国；杨守敬还将日本丹波元简及其子元胤、元坚辑注和整理中国医药学的系列著作带回中国，刊行了《聿修堂医学丛书》（1884）。

民国时期，中医文献整理工作吸收了近现代学术研究方法，出现了新式的医学工具书、全书。1921 年谢观的《中国医学大辞典》出版，这是我国第一部综合性医学词典，共有 7 万余条目、300 余万字，在近代流传甚广。1935 年陈存仁出版《中国药学大辞典》，此书按部首、笔画排列药物，共收药 4302 种，近 300 万字，取材广泛，很有影响，民国时先后印制 27 次之多。1937 年蔡陆仙编成《中国医药汇海》，取古今医籍择其精要，汇萃成编，共 24 册 300 多万字，分为经部、史部、论说部、药物部、方剂部、医案部、针灸部七部。

大型的医学丛书方面，近代裘吉生（1873—1947）留心收集珍贵医籍，1924年他精选99种医书，由杭州三三医社分3集出版，取名《三三医书》。1935年裘吉生又于其家3000余种医书中，选出孤本、抄本、精制本及批校本等共90种，经分类编辑为《珍本医书集成》。其他如曹炳章的《中国医学大成》（1936）收医书128种；陈存仁收集日本的汉医书籍四百多种，整理出版《皇汉医学丛书》（1937）。

近代的中国医学史研究始自陈邦贤的《中国医学史》（1920），为中国第一部医学通史。中华医史学会创始人王吉民、伍连德合作撰写《History of Chinese Medicine（中国医史，英文）》（1932年），此书内容丰富，对近代西洋医学传入中国的历史进程方面记述甚详。此外，谢观的《中国医学源流论》（1935）综论中医学术源流，影响也较大。

▶ 参阅线上平台视频：6.3.5 学术传承与革新

【课后练习】

线上平台学习者完成平台发布的本章测验题。

【思考题】

1. 试评述中西医汇通的主要观点。

2. 试概述近代中医发展的新形式。

3. 如何看待近代中医学术的新发展？

第七章

全面新发展

（中华人民共和国成立后，1949 年至今）

学习说明

　　本章概述中华人民共和国时期的中医药事业发展情况。重点应了解党和国家中医药政策的形成过程。通过与历史时期进行比较，思考现代中医药事业的特点，讨论中医药国际化的前景。

1949 年中华人民共和国成立后，中医药事业迎来了蓬勃发展的新时期。国家十分重视中医药的发展，几代国家领导人都对中医药工作作过重要批示，为中医药发展奠定了政策基础。中西医并重成为我国医疗卫生制度的特色，中医国际化步伐不断加快。

第一节 中医政策与事业的发展

中华人民共和国成立后，国家制定了符合中国国情的卫生工作方针政策，形成了中西医并重的医疗卫生体制。

一、中医政策的制定与完善

1949 年 11 月 1 日中央人民政府卫生部正式成立。1950 年 8 月 7 日，第一届全国卫生工作会议在北京召开，毛泽东同志为大会题词："团结新老中西各部分医药卫生人员，组成巩固的统一战线，为开展伟大的人民卫生工作而奋斗。""团结中西医"成为全国卫生工作的三大方针之一。但在初期，卫生政策的主导思想是"中医科学化"，如 1951 年公布的《中医师暂行条例》及 1952 年颁发的《医师、中医师、牙医师、药师考试暂行办法》中，规定中医师资格考试需掌握生理、解剖学概要、细菌学概要、传染病概要等西医学知识。短期内大多数中医无法考取中医师资格。各地相继成立中医进修学校，培养开业中医学习现代医药和卫生知识，但中医自身的教育尚未开展。在社会主义改造中，中医个体执业和私营药铺逐渐减少，而大医院不吸收中医参加工作。这些情况影响了中医的正常发展。

针对这种局面，党和政府及时调整政策。1954 年 11 月，中共中央批转国务院文委党组《关于改进中医工作的报告》，进一步阐明了党的中医政策，提出了改进中医工作的具体措施；同月，卫生部成立中医司（1952 年成立了中医科）。此后，各地相继成立中医院或吸收中医进医院工作。1955 年 12 月在北京成立卫生部中医研究院（现中国中医科学院）。1956 年在北京、上海、广州、成都成立了四所中医学院，首次将中医纳入高等教育。1956 年末卫生部宣布废除上述不合理的条例，之后又开始大力推进中医及中西医结合工作。1958 年 10 月毛泽东同志在对卫生部党组《关于西医学中医离职学习班的总结报告》的批示中指出："中国医药学是一个伟大的宝库，应当努力发掘，加以提高。"这成为之后中医工作的重要依据。中医的社会地位和学术地位也发生了根本变化。

"文革"期间，中医事业发展缓慢，中西医结合工作也停滞不前。党的十一届三中全会以后，中医药事业迎来了又一个春天。1978 年，邓小平同志批示："特别是要为中医创造良好的发展与提高的物质条件。"1982 年《中华人民共和国宪法》正式写明要"发展现代医药和我国传统医药"。1991 年江泽民同志为国际传统医学大会题词："弘扬民族优秀文化，振兴中医中药事业。"2003 年 4 月 7 日，《中华人民共和国中医药条例》正式颁布，标志着中医药事业走上全面依法管理和发展的新阶段。2007 年 10 月中国共产党第十七次全国代表大会在北京召开。胡锦涛同志在十七大报告中提出：要坚持"中西医并重"，"扶持中医药和民族医药事业发展"。2017 年 7 月 1 日，《中华人民共和国中医药法》正式实施。2019 年召开了全国中医药大会，习近平总书记对中医药工作作出重要指示，强调"要遵循中医药发展规律，传承精华，守正创新"。我国中医政策日益完善，对中医药事业发展起到了重要的引领和促进作用。

二、中医医疗服务体系的发展

中华人民共和国成立以后，从 20 世纪 50 年代初期开始，中医药人员先后由分散的个体组成联合诊所，不久又办起全民和集体两种所有制的中医门诊部和中医医院。1960 年，全国中医医院发展到 330 所，中医病床增加到 14199 张。20 世纪 60 年代初期，卫生部门根据"调整、巩固、充实、提高"的方针，对卫生机构进行了必要的调整，有些地方曾撤销一些中医医院。"十年动乱"期间，不少中医医院被拆散，人员被下放。在农村基层出现了"赤脚医生"，他们以"三土"（土医、土药、土药房）、"四自"（自种、自采、自制、自用）为特点，在基层卫生保健中发挥了中医药的优势。联合国妇女儿童基金会 1980—1981 年年报指出，中国"赤脚医生"制度在落后的农村地区提供了初级护理，为不发达国家提高医疗卫生水平提供了样板。

党的十一届三中全会以后，中医医院建设得到恢复和发展。1980 年，准许个体医生开业行医。1982 年，卫生部在湖南省衡阳市召开了全国中医医院工作会议。会上，明确提出中医医院在诊断、治疗、护理、急救、管理上要充分体现中医特色，中医中药人员应占医药人员的多数，并讨论制定了《全国中医医院工作条例（试行）》，随后又制订一系列规章制度，推动了中医医院建设的发展。1991 年，国家关于《中医院分级管理办法与标准》颁布实施。

20 世纪 90 年代，在卫生服务市场化的背景中，中医药服务一度萎缩，中医医护人员的占比、中医药服务量都呈下降趋势。随后，国家切实加强中医院建设，并推动中医药社区卫生服务健康发展。2006 年国家中医药管理局印发《中医医院中医药特色评价指南（试行）》。2010 年卫生部、国家中医药管理局印发《中医坐堂医诊所管理办法》。中医药医疗服务体系不断发展。2009—2015 年，中医类医疗机构诊疗服务量占医疗服务总量由 14.3% 上升至 15.7%。

截至 2018 年，三级甲等中医院共有 326 所。2019 年，我国有中医机构 65809 个，床位 8806956 张，卫生技术服务人员 1421203 人，门急诊 603868550 人次。全国 85% 的二级以上综合医院设置了中医科，多数县级妇幼保健机构能够提供中医药服务；98.3% 的社区卫生服务中心、97.1% 的乡镇卫生院能提供中医药服务。

三、中医药教育、师承与人才工程

1956 年卫生部会同高等教育部在北京、上海、广州、成都筹建四所中医学院，同年招生，学制 6 年。此后全国各省纷纷建立中医学院，高等中医教育逐渐在全国普及，1966 年全国已有中医学院 21 所。1959 年 4 月卫生部启动首版"中医学院试用教材"组织编写工作，由北京、南京、上海、广州、成都五所中医学院分头负责编写，1960 年出版。1963 年 5 月卫生部召开会议对首版教材进行修订，组织编写第二版统编中医教材"中医学院试用教材重订本"，1964 年出版。

"文革"期间，中医教育受到极大影响。"文革"结束后，中医药高等教育逐渐得到恢复。1978 年各级教育部门逐渐恢复被撤并的院校，扩建校舍，购置教学器材，开办新学校。1982 年 4 月卫生部在衡阳召开全国高等中医教育工作会议，重点讨论了高等中医药教学问题。1982 年 10 月卫生部首次成立全国高等中医药教材编审委员会，组成 32 门学科教材编审小组，并修订了各科教学大纲。1991 年，北京、上海、广州 3 所中医学院试办中医专业第二学士学位教育。1993 年，北京中医学院更名为北京中医药大学，此后各地中医学院也相继更名为大学。2013 年，《本科医学教育标准—中医学专业（暂行）》《本科中药学类专业教学质量国家标准》相继发布。

1978 年我国开始中医研究生教育实践。1980 年国家建立学位制度，教育部公布了中医、中药、中西医结合研究生学科和专业目录。国务院学位委员会下设中医学、中药学、中西医结合学科评议组，负责有关学位的评审工作。1981、1984 年开始正式招收攻读中医药硕士、博士学位研究生。1992 年北京、上海、广州 3 所中医学院试办中医学士、硕士合读的七年制教育，并于 1995 年扩大到成都、南京中医学院。1995 年经国务院学位委员会和人事部批准，在北京中医药大学等 6 所中医学院建立博士后科研流动站。1998 年 5 月，在全国一些院校开展临床专业学位硕士、博士试点工作。2014 年国务院学位委员会第 31 次会议审议通过《中医专业学位设置方案》，设置中医博士专业学位（DCM）、中医硕士专业学位（MCM）。

目前，中医药教育事业基本形成了多层次、多规格的教育层次和结构体系。院校层次包括高等教育、职业技术教育、专科教育、成人教育、网络教育，学历层次包括中专、大专、本科、研究生、博士后等。

中医药师承是学术传承发展的重要方式。1956 年和 1958 年卫生部先后颁发《关于开展中医带徒弟工作的指示》《关于继承老年中医学术经验的紧急通知》等，对中医师承教育给予肯定和支持，将中医师承教育纳入政府管理。1990 年人事部、卫生部、国家中医药管理局联合印发了《关于采取紧急措施做好老中医药专家学术经验继承工作的决定》，要求遴选有丰富学术经验和技术专长的老中医药专家为导师，选配优秀的中青年业务骨干为他们的学术继承人，采取师承的方式培养中医药人才。首批遴选了 500 名老中医药专家为指导老师，每人配备 1～2 名理论与实践均有一定基础的中年助手，1990 年 10 月在人民大会堂隆重举行了拜师大会。迄今先后已遴选了 7 批老中医药专家指导老师。

1978 年以来，全国各省（直辖市、自治区）开展了多批"名中医"或"名老中医"的评选工作。2009 年由人力资源和社会保障部、卫生部、国家中医药管理局共同组织了首届"国医大师"评审工作，迄今已评选出四届"国医大师"。

四、中药产业及其管理

中华人民共和国成立后，1949—1954年，私营商业在中药业中起主要作用。1955—1956年，政府有计划地逐步完成对中药业进行社会主义改造，中药生产与销售实行计划经济管理。

1955年商业部成立中国药材公司。1957年国家决定将有关中药材经营管理业务划归卫生部门管理，1963年又再划归商业部。1978年国家医药管理总局成立，1979年总局组建了中国药材公司等4个公司。改革开放后，中药业逐步市场化。1987年中国药材公司办理企业注册登记，成为具有法人资格的经济实体，后改组成为大型国企。

1993年，国务院令第106号发布《中药品种保护条例》，利用强制性行政保护的手段促进中药行业提高生产质量，保障优良中药品种的生产。

拓展阅读

中药品种保护

中药品种保护是指国家药品监督管理部门依法对特定中药品种在一定期限只允许获得《中药保护品种证书》的企业生产的一种保护制度。中药保护品种的处方组成、工艺制法，在保护期限内由获得《中药保护品种证书》的生产企业和有关的药品监督管理部门及有关单位和个人负责保密，不得公开。

1998年国家药品监督管理局成立，直属国务院，有关中药的生产、流通等事宜归其管理。2018年新的国家药品监督管理局设立，由国家市场监督管理总局管理。

2002年国家药品监督管理局颁布《中药材生产质量管理规范》（GAP），是保障中药材质量，保护中药材资源的主要规定之一。2016年2月国家取消中药材生产质量管理规范（GAP）认证。实施期间共有70余家企业、95个基地、60多个中药材品种通过中药材GAP认证。国家颁布实施一系列加强野生中药资源保护的法律法规，建立一批国家级或地方性的自然保护区，开展珍稀濒危中药资源保护研究，部分紧缺或濒危资源已实现人工生产或野生抚育。中国中药材市场成交额和中药饮片销售收入持续增长。国家统计局数据显示，2019 年我国中药材市场成交额达到 1653 亿元，我国中药饮片销售收入 2305.4 亿元。2021 年广州医药集团有限公司成为首家以中医药为主营业务的全球 500 强企业。

▶ **参阅线上平台视频：6.4.1 中医的新生与发展**

第二节　学术整理与科学研究

在党和国家的中医药政策支持下，我国的中医、中药和中西医结合研究均取得了突出成绩，成为医疗、教育和产业的重要支撑。

一、文献整理和标准制定

20 世纪 60 年代初，中医界展开针对全国中医图书的全面普查工作，于 1961 年出版《中医图书联合目录》，这是中华人民共和国成立后首次对现藏中医古籍文献的全面介绍和指导，并于 1991 年修订再版，2008 年修订后更名为《中国中医古籍总目》。

1982 年，卫生部制订"中医古籍整理出版规划"，并成立卫生部古籍整理办公室，制订《中医古籍整理校注通则》，首批整理了 11 种重要中医经典。人民卫生出版社主持的《中医古籍整理丛书》共出版中医古籍整理图书近 200 种，并于 1992 年获全国首届古籍整理图书奖的丛书奖。2010 年中医药部门公共卫生专项资金"中医药古籍保护与利用能力建设"项目启动，首次整理出版 406 种重要中医药古籍。目前我国最大的医药学专科丛书《中华医藏》的编纂工作正在进行中。

一些大型的新编工具书为学术发展和科学研究提供了规范性资料。如《中医名词术语选释》《简明中医词典》《中医大辞典》等。中医药名词术语规范化工作不断推进，《中医药基本名词》已取得阶段性成果并已出版研究专著。

《中华人民共和国标准化法》于 1988 年颁布，中医学术标准规范化的研究不断开展。20 世纪 90 年代以来，国家先后出台一批中医药国家标准，包括《经穴部位》（1990）、《耳穴名称与部位》（1992）、《中医病证分类与代码》（1996）、《中医临床诊疗术语》（1997）。此外，还出台了《中医病证诊断疗效标准》等行业标准。2011年国家中医药管理局确定42家中医药标准研究推广基地（试点）建设单位。

同时，我国还积极推进中医药标准国际化方案的研究工作。1989年世界卫生组织（World Health Organization，WHO）通过了以汉语拼音穴名为国际标准针灸穴名的方案。2009年国际标准化组织（ISO）批准成立中医药技术委员会ISO/TC249，秘书处设在中国上海。截至2019年5月，ISO颁布的中医药国际标准已达45项。2019年，《国际疾病分类第十一次修订本（ICD-11）》首次纳入起源于中医药的传统医学章节。

二、科学研究成果显著

中医药领域的科学研究包括基础研究与临床研究，均在不断深化与开拓，取得了一系列有价值的成果。

（一）基础理论的研究

基础理论研究呈现出以下3个特点。

1. 以文献研究为基础，以教材体系为代表，形成基本稳定的学术框架

中华人民共和国成立以来，随着各层次中医药教育的开展，各个版次的中医类教材起到了系统梳理中医理论体系的作用。以中医高等院校《中医基础理论》教材为例，分中医学的哲学基础（精气、阴阳、五行学说）、藏象、气血津精、经络、体质、病因与发病、病机、防治原则等章节，篇章框架、名词术语和理论概念趋于规范化和标准化，有利于普及与传播。

2. 广泛结合现代科学开展研究

许多研究者运用现代医学技术证实中医基础理论的科学性，探寻某些中医理论（如阴阳、脏腑、经络、诊断方法等）的实质或物质基础。如沈自尹等开展肾虚理论的实验研究，根据哮喘患者和生殖系统等疾病出现肾虚的表现，研究发现肾虚证有下丘脑－垂体－靶腺轴的形态功能改变，补肾药物对其有明显的改善作用，深化了中医肾虚理论的认识。陈可冀等开展瘀血理论的实验研究，从血瘀的临床表现与血小板功能之间的关系，发现血瘀证存在血小板形态功能的改变，活血药能改善瘀血症状和血小板功能的作用，使该理论有效地指导临床治疗。在证候本质的实验

研究方面，王建华等针对脾虚模型，发现酸刺激后唾液淀粉酶活性下降和木糖吸收率下降两项观测指标。当前研究中，注重采用系统生物学方法，采用高通量的基因组学、蛋白质组学、代谢组学等系统生物学技术开展了证候的基因表达谱、总体蛋白质表达图谱、相关代谢群谱等的研究。

3. 基础研究的应用性转化取得进展

近年来，研究者广泛利用物理学、机械工程学、信息科学等现代技术手段，对四诊中望诊和脉诊的客观化进行了较多探索，开发了一些诊疗仪器，应用于辅助教学和健康检测。中医四诊仪已被应用到我国的空间站中。又如中医体质学研究，王琦带领的学术团队先后主编《中医体质学》专著和教材，提出九种基本体质类型的概念系统，并应用多学科交叉的方法进行了深入研究。在此基础上，编制完成《中医体质分类及判定》，该标准于 2009 年由中华中医药学会正式发布，成为中医健康状态跟踪服务、中医健康体检的主要监测指标。

拓展阅读

九种体质

《中医体质分类及判定》将中医体质分为平和质、气虚质、阳虚质、阴虚质、痰湿质、湿热质、血瘀质、气郁质、特禀质 9 个类型。该标准具有指导性、普遍性和可参照性，适用于从事中医体质研究的中医临床医生、科研人员及相关管理人员，并可作为临床实践、判定规范及质量评定的重要参考依据。

（二）中医和中西医结合临床研究

中华人民共和国成立后，中医被吸收进医院，又逐渐建立了现代化的中医医院。在现代医疗条件下，中医传统临床技术得到整理，中西医结合形成了一些新疗法，对疑难病和急危重症的救治能力得到加强。

1954 年河北省石家庄市中医郭可明用中医药治疗流行性乙型脑炎，共治疗包括轻型、重型和极重型的 34 个病例，治疗效果显著。卫生部两次派遣工作组前往石家庄市调查，确认了中医治疗流行性乙型脑炎的显著疗效，并向各地推广。在

1955 年 12 月中医研究院成立典礼大会上，石家庄流行性乙型脑炎治疗小组受到卫生部的表扬，荣获卫生部颁发的奖状和奖金。

1961—1965 年，吴咸中为首的中西医结合治疗急腹症研究小组开展中西医结合治疗研究工作，收到满意疗效。1971 年 10 月 21 日，《人民日报》用头版头条报道《中西医结合不用开刀治疗许多急腹症》。尚天裕为首的团队吸取中医骨伤的众家之长，发明中西医结合骨折新疗法，以内因为主导、以手法整复为特点、以小夹板固定和功能锻炼为主要内容，1964 年经国家科委鉴定，认定为重大科研成果，并授予发明奖。

1958 年 8 月，上海市第一人民医院耳鼻喉和中医科合作，以针刺麻醉代替药物麻醉，成功施行扁桃体摘除术。1966 年年初，全国已有 14 个省市开展针刺麻醉，完成 8734 例针麻手术。1971 年 7 月，新华社首次向全世界宣布中国的针刺麻醉获得成功。针刺麻醉为研究传统的针灸学特别是经络学理论提供了一种新的思路。韩济生等主持"针刺镇痛的神经化学原理"研究，发现了"中脑边缘镇痛环路"。

2002 年 11 月，广东佛山出现首例非典型肺炎（严重急性呼吸道综合征）患者，到 3 月份，我国北京、山东、香港、台湾等地和越南都出现了病例。WHO 将这种非典型肺炎正式定名为"SARS"。广东省中医院总结治疗方案，证实中医药治疗 SARS 早期干预能有效阻断病程发展，明显减轻症状，能缩短发热时间和住院时间，促进炎症吸收，减少后遗症，减少并发症及西药毒副作用。2003 年 6 月，全国防治非典型肺炎指挥部科技攻关组对外发布：通过对大量病例数据的评价分析，证明中西医结合疗法治疗非典型肺炎效果明显。

新型冠状病毒肺炎是近百年来人类遭遇的影响范围最广的全球性大流行病。在抗击新冠肺炎疫情中，我国充分发挥中医药特色优势，坚持中西医结合、中西药并用，有效降低了发病率、转重率、病亡率，促进了核酸转阴，提高了治愈率，加快了恢复期康复。

三、方药的总结与开发

1960、1969 和 1983 年，我国先后 3 次组织开展了规模较大的中药资源普查活动。其中第三次中药资源普查于 1995 年 3 月通过国家验收，被评为"95 全国十大科技成就"。普查结果显示，我国共有中药资源 12807 种，其中药用植物 11196 种，药用动物 1581 种，药用矿物 80 种。目前第四次全国中药资源普查工作正在进行中。

1969 年，国家启动 523 计划，研发抗疟新药。中医研究院屠呦呦加入此项任务。她系统整理历代医籍、本草，编辑成包含 640 多种药物的《抗疟方药集》。其后，课题组又开展实验研究，经历了大量失败之后，屠呦呦注意到晋代葛洪《肘后备急方》中"青蒿一握，以水二升渍，绞取汁，尽服之"治疗疟疾的记载，她于 1971 年用低温提取方法，从中药青蒿中提取出青蒿乙醚中性提取物，1972 年分离出有效单体，命名为青蒿素，临床抗疟有确凿效果。我国科学家经 X 光衍射确定了青蒿素的结构（$C_{15}H_{22}O_5$）。2015 年 10 月 5 日，青蒿素的主要发明者屠呦呦获得诺贝尔生理学或医学奖。

1973 年张亭栋等通过临床研究证实中药砒霜（含三氧化二砷）制剂"癌灵注射液"对白血病有治疗作用，王振义、陈竺、陈赛娟等从细胞和分子生物学角度阐明其有效成分三氧化二砷发挥治疗作用的机制。目前三氧化二砷被美国 FDA 批准上市，作为注射用药品使用，成为治疗急性早幼粒细胞白血病的标准疗法之一。

现代中药的传统制剂工艺不断改进，还开发出片剂、微型胶囊剂、注射液、糖浆、口服液、泡腾片、滴丸、栓剂、气雾剂等 40 多种新剂型。

当前，我国已基本建立了以中医医院为主体而覆盖城乡的中医药服务网络，中医药防病治病能力不断增强，服务领域不断拓展，城乡居民对中医临床服务的需求已基本满足。随着现代中医临床体系的建立，中医在防治常见病和治疗多发病、重大疑难疾病、传染病的过程中，已经形成较为完整的疾病诊疗规范，显示出独具特色的临床疗效。

▶ 参阅线上平台视频：**6.4.2 中西医结合与中医现代化**

第三节　中医药走向世界

中华人民共和国成立后，中医学在海外的传播与交流，随着国家外交事业和对外政策的发展而发展。中医学在海外交流的国家、地区数量不断增加，影响不断深化，中医已经在海外扎根。

一、传统医药在西太平洋地区传播与发展

中医药学在西太平洋地区传播广泛，区内一些国家在中医药的影响下，形成了有本国特色的传统医学。2007 年 WHO 公布其主持制定的《WHO 西太平洋地区传统医学名词术语国际标准》，其中绝大部分采用了中医名词术语。

日本在明治时期废止了汉方医执业，但仍有传统医药的应用和研究。日本生产"医用汉方制剂"和"一般用汉方制剂"两类。医用汉方制剂需要医生开具处方，在医院药局购买，纳入社会保险和国民健康保险范围。而一般用汉方制剂，可以在药店药局自行购买，不纳入保险范围。1950 年日本东洋医学会成立，创办学会刊物《日本东洋医学杂志》。日本拥有医师资格者，加入日本东洋医学会并通过相应的汉方临床研修，可获得汉方专科医师资格。日本一些机构还开设了汉方门诊，开成药浓缩制剂的处方给患者服用。

朝鲜半岛在摆脱殖民统治后，朝鲜和韩国都注重发展本土医学。朝鲜成立了东医研究所，设立东医院。韩国在国民医药法令中规定在韩国东医和西医的地位相同。1986 年韩国修订了《医疗法》，将"汉医"改为"韩医"，"汉药"改称"韩药"。2003 年 7 月 15 日，韩国国会通过《韩国韩医药发展法案》，在卫生和福利部下设韩医管理局，专门负责韩医的发展与管理。

1954 年越南抗法战争胜利后，政府采取传统医学和西医学相结合的政策，1957 年建立东医研究院，后更名为国家传统医学医院。1961 年越南把发展传统医学、西医学和两者结合的医学的条文列入宪法，先后建立东医研究机构和东医协会。2003 年越南颁布法令，允许个人和组织设立包括传统医药行业在内的私营医疗机构。2005 年成立越南传统医学大学，与我国多所中医药院校存在友好合作关系。

东南亚各国华侨众多，中医药应用很有民众基础。1946 年新加坡中医药界人士成立了中国医学会，后更名为新加坡中医师公会，开办中华施诊所（后易名为中华医院）、中医专门学校（后易名为中医学院）和中华针灸研究院。2000 年新加坡通过针灸师、中医师注册法令，标志着新加坡中医医疗服务正式纳入国家医疗体系之中。

1955 年马来西亚第一所中医教育机构——马来西亚中医学院在首都吉隆坡成立，至今马来西亚已有 9 所高等院校提供中医药课程。2016 年马来西亚通过《传统与辅助医药法令》，保障了中医师的合法地位。

1987 年泰国国会通过议案，批准在泰国应用中草药。1999 年泰国卫生部在泰医和替代医发展司下成立泰中医药研究院。2000 年泰国卫生部颁布《中医合法化的执行条例》，实现了中医在泰国的合法化。

华人前往澳大利亚谋生、定居始于 19 世纪中叶。早期中医药在澳大利亚的传播主要是在华人聚居的唐人街区。20 世纪 80 年代，澳大利亚兴起"中医热""针灸热"。2000 年 5 月 16 日，澳大利亚维多利亚州中医注册法正式生效。2012 年中医被纳入澳大利亚全国医疗行业注册和审核计划管理，成为被全国认可的一种医疗方式。

二、中医药在欧洲的传播与发展

中医药在欧洲属于替代医学或补充医学。瑞士成为欧洲第一个把传统和补充医学纳入其卫生系统的国家，1999 年起包括中医药在内的 5 种补充疗法被强制性的卫生保健规划（KLV）覆盖。英国卫生部在 2002 年成立草药师立法管理工作小组，包括中医在内的传统医药人员可注册成"草药师"，而"针灸"则单独分开注册。2004 年欧盟通过《传统草药指令》，设立 7 年过渡期，即从 2011 年起未经注册的中成药将不能在欧盟上市销售。2013 年，匈牙利成为第一个为中医立法的欧洲国家，在该国中医行医合法化。

1990 年起，法国波尔多大学、里昂大学、马赛第二大学等 6 所正规大学正式联合进行针灸教学，设立校际针灸文凭，这为针灸技术的传播培养了人才。1991 年北京中医药大学德国魁茨汀中医院成立。2003 年 10 月 6 日，欧洲第一所中医大学——奥地利李时珍中医大学在维也纳成立，下设维也纳、慕尼黑和柏林 3 所中医学院。目前欧洲很多国家成立了独立或专门的中医药科研机构。

三、中医药在美洲的传播与发展

1972 年美国总统尼克松访华，打开了中美两国外交史新的一页。此时，针灸作为中国文化的重要组成部分，在美国掀起了研究和诊疗的热潮。1973 年，美国的马里兰、内华达、俄勒冈州首先通过针灸法，承认了中医针灸的合法化，此后的30多年里先后有44个州及哥伦比亚特区先后立法。1982年，美国国家高教部正式承认针灸和东方医学，并授权美国针灸和东方医学学院资格审查委员会督导全国40多所学院。从1985年开始，美国全国针灸和东方医学委员会（NCCAOM）开始进行针灸资格认证考试，考试合格是申请各州针灸执照的必备条件之一。1991年美国国家卫生研究院（National Institutes of Health，NIH）承认中国针灸，1992年美国国会在NIH设立替代医学办公室，针灸、中医和中药等几十种传统医学和疗法都属于这一范围。1998年，NIH成立了独立的补充替代医学研究中心。2002年，在正式批准的白宫医政报告中，中国传统医学针灸、中医和中药归属于独立的医学体系，以"中国传统医学"的名称正式列入白宫文件。全美50个州中44个州及哥伦比亚特区立法确认中医的合法性。

拓展阅读

替代医学

替代医学（alternative medicine）也叫替代疗法，是西方国家划定的常规西医治疗以外的补充疗法。替代医学包括冥想疗法、催眠疗法、顺势疗法、按摩疗法、香味疗法、维生素疗法等，传统的草药和针灸也归在其中。

在加拿大，魁北克省、艾伯塔省、不列颠哥伦比亚省、安大略省和纽芬兰省先后为中医针灸立法。针灸已经纳入政府的保险计划。

在拉丁美洲地区，中医药也得到广泛传播。在巴西，中医、中药已经成为人们治疗疾病的重要医疗手段。巴西政府通过科技协作和文化教育交流先后派遣留学生到我国中医药大学学习。1994、1996年在巴西分别召开了全国第一、第二届中医、针灸代表大会和拉美第一届代表大会，并邀请我国专家出席会议。在墨西哥，当地人认同中医的治疗效果，特别是针灸、推拿、按摩和气功。中草药和中成药通过进口输入阿根廷，有华人、华侨在当地行医。智利已通过针灸立法。在古巴、阿根廷等国中医都已开花结果。

四、中医药在非洲的传播与发展

2000 年，南非通过法律程序确认了包括中医针灸在内的多种疗法的合法地位，目前至少有 1000 名注册中医大夫，其中包括使用中医技术的西医大夫。在坦桑尼亚，中医治疗艾滋病已有 20 多年的历史，超万名患者病情得到缓解，取得良好效果。在肯尼亚和布隆迪，中药制剂青蒿素在治疗疟疾方面得到广泛应用。中国医疗队在突尼斯和马里等开展中医治疗，得到肯定。中非在中医药领域的合作前景广阔。

目前，在国家汉办、孔子学院总部和国内外相关机构、院校的共同努力下，中医孔子学院、海外中医中心等成为中医药传播、推广的重要基地。2017 年，我国发布《中医药"一带一路"发展规划（2016—2020 年）》，促进了中医药与沿线国家合作，实现更大范围、更高水平、更深层次的大开放、大交流、大融合。

▶**参阅线上平台视频：6.3.5 学术传承与革新**

【课后练习】

线上平台学习者完成平台发布的本章测验题。

【思考题】

1. 试概述中华人民共和国时期中医药政策的演变与发展。

2. 我国现代中医药科学研究有哪些标志性成就？

3. 课外查阅有关资料，谈谈你对中医药国际化的看法。